Vaccidemicを生き抜く智慧

ワクチン後遺症社会の到来

Coming of a Post-Vaccine Society
—Wisdom to Survive the Vaccidemic—

医学博士、
統合医療センター福田内科クリニック
福田克彦

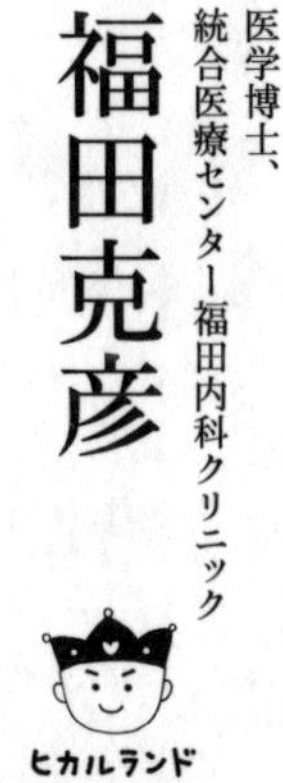

はじめに

私は「反ワク」といわれるワクチン反対論者ではありません。

「(コロナ) ワクチン後遺症 (Post-COVID Vaccine Syndrome/ COVID Vaccine Injuries)」を、わが国で初めて提唱し、「ワクチン後遺症外来」を2021年5月に開設、世界で初めて日本人に「(コロナ) ワクチン接種不可診断書」を交付してから、早くもこの (2023年) 春で2年になります。

3年前 (2020年) の春から、「コロナ感染症に対する発熱外来」を通常の外来に加えてオンライン診療でも開始し、さらに国内外のコロナ/ワクチン後遺症を患う方々の便宜を図るために、外来や在宅診療に加えて全国初の「コロナ/ワクチン後遺症」に特化したオンライン診療を翌年5月に新設しました。

コロナ後遺症に加え、全国各地からワクチン後遺症相談に独り奮闘していた当初は、県内外の医療従事者対象の「ワクチン後遺症講演会」をオンライン中心に開催しても、その頃はまだコロナ後遺症でさえ認知されていなかったため、ポカンと口を開け首をかしげながら聴いているだけで、「君は、何を言っているのかわからない」などと言われるだけで、迫り来るワクチン後遺症社会を予感して警鐘を鳴らす私の訴えに、共感してくださる医師はほとんどいませんでした。

なかには嘲笑（ちょうしょう）しながら講演の途中で席を立たれたり、「数百人にワクチン接種をしてきたが、後遺症なんてひとりも診たことない！」「オマエ、デマ飛ばすな！」などとお叱（しか）りを受け、オオカミ少年呼ばわりされることもありました。

２０２１年当初の西欧諸国では、ワクチンを接種していない国民は公共の場に立ち入れないほどの深刻な状況でした。ワクチンを接種しないと授業履修が認められなかったり、オーケストラに参加できない等の理由で、ドイツやイタリア在住の音楽学校生やプロの演奏家などへ、「ワクチン接種不可診断書」を発行させていただいたことが契機となり、退学や離職、転居を回避したいという欧米在住の日本人家族を中心に診断書作成依頼が相次ぎました。

欧州諸国への渡航制限が緩和され始めた２０２２年からは、北米諸国やインドネシアを中心としたＡＳＥＡＮ諸国やオセアニア地域と日本を行き来される方々から、ワクチンパスポート代わりの渡航や留学などに必要な診断書を交付させていただく機会が増えてきました。

当初は各国の大使館・領事館や航空会社にワクチン未接種者の渡航について説明を求められたこともありましたが、ワクチン接種することでアナフィラキシー等の症状を引き起こす危険性を説明した上での診断書交付実績を積み重ねることで、次第に各国の諸機関も協力してサポートしていただけるようになり、今では渡航に困っておられる方に対して診断書交付を斡旋(あっせん)してくださるようにまでなりました。

これまで国内外で活躍されている科学研究者や医療従事者をはじめ、各方面のアーティストや武道家・格闘家、五輪強化選手やプロスポーツ選手、政治家や外交官、航空宇宙・軍事産業に携わる方々など、あらゆる業種の方々に「ワクチン接種不可診断書」を発行してきましたが、その交付件数は2023年1月末現在で4000通を超えています。

2021年7月ごろ、地元の高校生/大学生を対象にしたコロナワクチン集団接種が始まると、接種直後にアナフィラキシー症状などで救急外来に搬送される症例が頻発したことで、接種を懸念する学生や親御さんからワクチンに関する相談が増えてきました。

同年8月当初、地元有志の方々の依頼で、大阪市立大学名誉教授の井上正康先生や地元議員らと講演させていただいた出雲市と松江市での集会では、合わせて300人近くのワクチン問題に関心がある住民が参加されました。

それまでの医療従事者向けの講演会会場で感じていた、100対1の「針の筵状態」のアウェイ感とは反対に、ワクチンの設計や製造、副反応のメカニズム、臨床現場での後遺症の実情を学ぼうと、メモを取りながらうなずく市民の熱意を肌で感じ、講演で初めて勇気づけられました。

講演直後にはワクチン接種への不安や、接種後に家族の心身の不調が続いているなどの相談が相次ぎ、ワクチン接種後まもなく家族を亡くされたなどという遺族からの切実な報告を聴くにつれて、半年前の春「ワクチン後遺症」を提唱した当初よりも、さらに深刻な状況になっていく未来を予感しました。

全国に先駆け地元民放で「ワクチン後遺症」の実態を放送

出雲・松江講演の数日後に依頼された地元民放テレビ局のインタビュー取材では、当院での発熱外来の現状に加えて、「ワクチン後遺症」というタブーな表現は使わず、敢えて「ワクチン遷延性副反応」と「コロナ後遺症」という二つの表現を選びながら、臨床現場の実態をお話しさせていただきました。

ところが、数日後の放送では「ワクチン後遺症」という二つの語句が連結して報道されたことで、Yahoo! のトップニュースなどで取り上げられたこともあって「ワクチン後遺症」という言葉が一気に全国に知れ渡りました。まもなく数十万回再生された YouTube 動画は当時の時勢から自主削除され、講演会が収録された地元ケーブルテレビ局も録画放送を断念されました。

その後は国内外のメディアからワクチン後遺症についての取材が舞い込みました。代表発起人である大阪府泉大津市の南出賢一市長と、国際オーソモレキュラー医学会会長の柳澤厚生(あつお)医師らの呼びかけで、新型コロナウイルスワクチンのリスクから子供たちを守るために立ち上がった「こどもコロナプラットフォーム」でのオンライン講演を開催したり、全国の医師が集う「コロナワクチン後遺症研究会」での講演を契機に、本格的にワクチン後遺症外来を開設していただける医療機関を募るお手伝いをさせていただけるようになりました。

さらには、長尾クリニックの長尾和宏名誉院長らの呼びかけで、一昨年(2021年)末に大阪で開催されたワクチン後遺症シンポジウムのドキュメンタリー映画が製作されるなど、今では全国各地でワクチン後遺症関連の自主上映会や講演会、後遺症患者（家族）会・遺族会などが開催されるまでになりました。

新型コロナウイルス感染症に対する対策の見直しと国民の安全と健康を守るため、治験段階の新型コロナワクチン接種事業の中止を求めて立ち上がった医師および医療従事者の草の根運動的な組織である「全国有志医師の会」においては、この時勢を生き抜く戦友として彼らの勇姿を微笑（ほほえ）ましく讃えつつも、彼らを温かく見守る「ワクチン慎重派」医師として、反ワク啓蒙活動が過干渉に発展しないようウオッチし、またワクチン後遺症治療の先駆者としてサポートさせていただいております。

これまで私は、「コロナ後遺症」や「ワクチン遷延性副反応」という用語以外にも、

○ブレークスルー感染に対して、「バイナリー・インフェクション」または「バイナリー・ワクチン感染」（ワクチン接種を重ねるほど、かえってコロナ感染症状が突発・増強すること）
○濃厚接触者に対して、「濃厚接種者」（接種を繰り返すほど感染・重症化しやすいこと）
○発熱外来や自宅・宿泊療養に対して、「コスプレ無診察外来」「放置隔離」

○ワクチンパスポートに対して、「ワクチン接種不可診断書」
○第8波などのコロナ流行波に対して、「(第8)ワクチン(感染)波」
○コロナ・インフルエンザの Twindemic(ツインデミック)に対して、Double-Vaccidemic(両ワクチン接種による感染流行)
○ワクチン後遺症として、既存の疾患概念を新たに再構築する「ワクチン・ベード・メディスン」や「ワクチン・ヤコブ」(ワクチン接種後に発症したヤコブ病)
○コロナ後遺症の診断の陰に、ワクチン後遺症が潜在している「ワクチン→コロナ後遺症」
○ワクチンを打つたびにコロナ感染を繰り返す「ワクチン⇅コロナ感染」
など、様々なコロナ/ワクチン関連用語を発信してきました。

2022年7月に初旬に全国一(人口割で)のコロナ陽性数が報告された当県(島根県)では、オミクロンBA・5株主体の第7波が10月にピークアウトし、第8波のピークが消退しつつある2023年2月現在でも、全国からのコロナ/ワクチン後遺症相談に加えて発熱外来での患者対応に追われています。

当院は院長の方針で、成人のみを対象にコロナワクチン接種実施医療機関として現在も登録されています。ただし接種条件として、「過去にアナフィラキシー（ショック）の既往がなく、ワクチン接種後の遷延性副反応や後遺症の早期発見／即治療のための定期検査が受けられるなど、接種医が責任をもって対処させていただける方のみ」と、当院では接種医が長期にわたる副反応に責任をもって対応することを明言しております。

どんなに説得しても頑として強固に接種し続ける「重ワクチン集団」が医師仲間においても純然と存在し続ける現状はすぐには変わらないかもしれません。

しかしながら、ワクチン接種の有効性や危険性を裏づける当院の正確なデータを提供した上で、ワクチン接種のデメリットや意義を理解していただくムンテラ（方針説明）を繰り返すことによって、第8波の最中においては、「接種するたびに体調が悪くなっていく」と自覚したり、重篤な副反応を抱えた家族や知人と間近に接しているなどの理由で、ここに来て自分自身で判断し4回目・5回目のブースター接種に対して慎重になりはじめる市民がザワザワと増えてきました。

私は3年前から終始一貫して、新型コロナウイルスの自然発生↓パンデミックの「懐疑論者」であり、コロナワクチン接種政策に対しては「慎重派」という立場ですので、有志医師の多くが表明されている「反ワク」論者（いわゆるAnti-Vaxxer）ではありません。

痛ましい後遺症被害をただ訴え続ける被害者意識だけでなく、ワクチン遷延性副反応や後遺症を警戒しながらも、不覚にも接種後それらを背負った方々に対しては温かく見守り、それ以上悪化しないように根気強くその予防や治療やリハビリを啓蒙しながら、心身の回復や家族関係の修復、社会復帰に向けてできる限りサポートをさせていただくことが、医師としての私の使命であり信条だと思っております。

目次

第二部　コロナワクチン後遺症と真摯に向き合う！

第五章　コロナ／ワクチン後遺症における様々な治療リスト

第三部　超国家が仕掛ける認知戦策略でワクチン（感染）敗戦国となる日本の未来を憂う！

第六章　ワクチン最終実験国の日本人として生き抜く智慧とは⁉

カバーデザイン　櫻井浩（⑥Design）
校正　麦秋アートセンター
編集協力　宮田速記
本文仮名書体　文麗仮名（キャップス）

第一部

コロナワクチン後遺症社会の様相

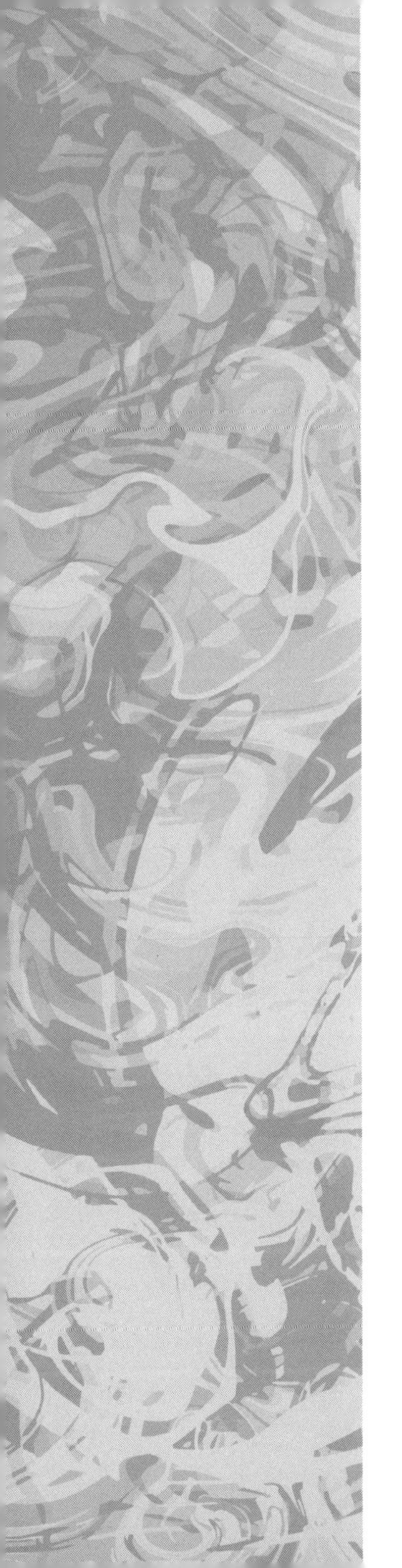

第一章

ワクチン接種後の出生率の低下と超過死亡10万人の謎を解け！

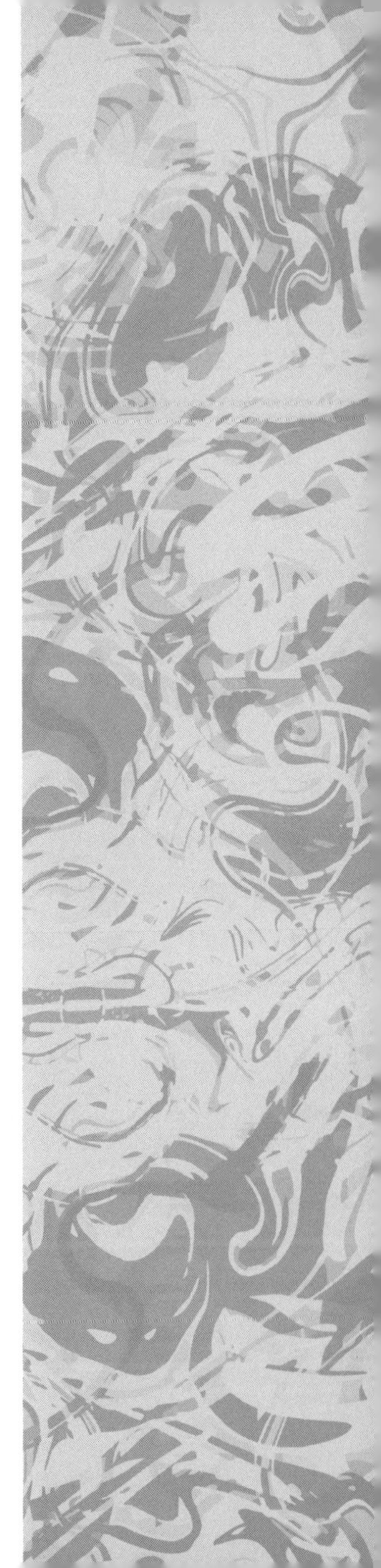

ダイヤモンド・プリンセス号惨事で、9年ぶりによみがえる悪夢の戦慄

２０２０年2月18日夜、感染者５４２人（最終的に感染者７１２人、死者13人）を含む乗客・乗員合わせて３７１１人が、ダイヤモンド・プリンセス号に乗り込んだ直後に下船させられたその夜、２か国語で配信した岩田健太郎医師のレポートを視聴しました。

その時、私はすぐさま9年前に起こった３・11直後の福島第一原子力発電所事故後の避難対応の遅れを連想し、杜撰（ずさん）な原発事故対応と同じ事態が起こるだろうという予言を、その日の未明にＳＮＳで発信しました。

すなわち、福島原発事故直後は、すみやかにできるだけ遠くへとの避難指示をしたのち、被曝に対する安全性が確認された際には、すみやかに避難指示を解除し、原発周辺の住民を戻すべきでした。

3年前のダイヤモンド・プリンセス号での集団感染の際の対応においても、長期間船内に閉じ込めるのではなく、感染者および感染疑いのある体調不良を訴える高齢者を優先してすみやかに下船させて、船上外での隔離と個別的に細心の治療を早急に始めるべきでした。

その後、2022年12月、ダイヤモンド・プリンセス号は3年ぶりに運航再開となりました。周遊を心待ちにされていた方たちのなかには、度重なるワクチン副反応やコロナ感染を経験されていたため、乗船前にブースター接種回避の診断書交付を希望される方々もおられます。

福島原発事故の教訓は、コロナ感染対策に活かされず

福島原発事故後5日目に、原発近辺にいち早く乗り込み安全宣言を出された副島隆彦（そえじまたかひこ）氏は、原発事故と同様の初期対応の遅れが起こることを私と同様に直感していました。副島氏は、今回のコロナ騒ぎを真珠湾攻撃後の大政翼賛会の動向や、「放射能コワイコワイ騒動」と同じと断じ、日本人の集団洗脳・集団発狂状態が起こるという予測を、『日本は戦争に連れてゆかれる　狂人日記2020』（祥伝社）で書かれています。

3・11から半年後に、ミルトン・フリードマンの徹底した市場原理主義を批判した“The Shock Doctrine”の和訳『ショック・ドクトリン・惨事便乗型資本主義の正体を暴く』（ナオミ・クライン著／岩波書店）が出版されました。

権威主義の扇動政治家や超国家的巨大企業ら権力者たちが、戦争の危機や大災害などの

大規模な混乱に乗じて恐怖を煽（あお）り、民衆を脅かして思考力と判断力を失わせて市民権を奪い、さらに共有財産を私物化して富を増やし、独裁的支配で統治する手法は、「ディザスター・キャピタリズム（Disaster Capitalism）、大惨事便乗型資本主義」といわれています。令和時代は「コロナショック・ドクトリン」で幕開けし、現在も「超合法的プロパガンダ」の世論操作によって、国民はさらに「ワクチンショック・ドクトリン」に洗脳され続けています。

神経生理学の分野においては「恐怖や切迫感が昂じると、抵抗を忘れて闘争も逃走もできなくなり、硬直（フリーズ）したままで社会的なつながりを維持しようと、新たな危険回避や安全・安心な空間モードを構築しようとする」といった、ステファン・W・ポージェス博士が提唱する「ポリヴェーガル理論」がコロナ禍において30年ぶりに注目されています。

新型コロナの2類から5類への引き下げ移行によって、サーカスの仔象のごとくタガをはずされたコスプレ医やマスク会食国民らは、ようやくトラウマや凍りつきなど無意識の反応から解放されはじめましたが、通常に社会復帰をするためには、自然の摂理や体内外環境衛生を見つめ直し、硬直した自律神経機能の不均衡を是正することが大切です。

人は誰でも、自分にとって都合の悪い情報を無視したり過小評価したりする「正常性バイアス」という認知の特性を備えています。パンデミックなど自分にとって被害が予想される大災害にさらされると、過剰反応によって脳が認知し行動できる許容範囲を超えてしまい、「まだ、大丈夫」「自分に限って問題ない」と思いがちで危険が迫っていても平静を保とうとするがゆえに、逃げ遅れてしまうことがあります。

ＳＤＧｓが掲げているクリーンな再生エネルギー追求の陰にある、排出権取引が全人類にとっては至上目的となりつつあります。不平等で根拠の乏しい脱炭素化による地球温暖化阻止などのカーボンニュートラル至上思想、種苗法改定によるＦ１交配種や遺伝子組み換え種（ＧＭＯ）／グリフォサート市場の拡大など、人類や生態系にとって有益というより害になりかねない、うわべの自然共生や虚構のエコロジー洗脳を賢い国民であれば、すぐ見抜かなくてはなりません。我々は同様に、今後も超国家主導のコロナ／ワクチン医療行政の盲点を見抜く眼力を養っていくことが大切です。

ワクチン有効率95％のからくり、接種後感染の実態と副反応報告について

有効率とは発症がどれぐらい減少するかの比率です。一般に「有効率95％」と聞くと、「ワクチンを接種した95％の人がウイルス感染を予防できる」と医療関係者でさえ錯覚しがちです。

しかしワクチン学での有効率とは、「ワクチンを受けた場合、受けなかった場合と比べて発症をどれぐらいの割合で減らせるのか」という、接種を受けた場合のメリットから導いた数値です。

ファイザー社（2022年8月）によると、主にオミクロンのBA・2が検出された解析機関での生後6か月～4歳を対象としたphase2/3試験において、COVID-19ワクチンの有効性は73・2％（95％CI：43・8-87・6）でした。有効性95％とは、発症率「160人／2万人」が「8人／2万人」に減った、つまり発症率0・8％を0・04％に減らしただけで、試験対象の2万人のうちの大多数にあたる1万9000人に有効性が認められたというわけではないという報告でした。

アルファ株に対するファイザー社製ワクチンの有効率95％とは、ワクチン投与群では1万8198人中8人の発症であったのに対し、ワクチン非投与群では1万8325人中162人の発症。確かに発症者は95・0％減らしていますが、ワクチン投与群、非投与群ともに1万8000人以上、つまり打っても打たなくても、ほとんどの人（99％以上）は発症していませんでした。アルファ株95％の有効率に対して、オミクロンBA・1／BA・2株では72％、BA・5株では54％と、ワクチン接種の有効率はウイルスが変異するごとに下がっています。

予防接種のような事象のリスクが小さい場合には、オッズ比を使うと絶対的リスクに対して誤解を招きかねません。ワクチンの有効性95％の「相対的リスク低減率」があったとしても、「絶対的リスク低減率」は1％未満に過ぎません。

コミナティRTU筋注（2価オミクロン株BA・1）と同RTU筋注（2価オミクロン株BA・4－5）の副反応疑いについては、4回目→5回目接種での母集団人数の減少に反し、悪心（おしん）・嘔吐・異常感・胸痛・発熱・筋力低下・血管障害・呼吸器障害・心肺停止を含めた心臓障害・神経系障害・アナフィラキシー反応が増加していることが、2023年1月にファイザー株式会社の市販直後調査第3回中間報告で公表されています。

新型コロナウイルスのワクチンは最初から感染防御の効果がないにもかかわらず、わが国では即座に臨床試験に踏み切った挙げ句に、中等度から重症の症状軽減効果基準さえ撤回され、今では頭痛や咽頭痛・咳など軽い症状を抑えるといった最小限の基準さえクリアされるのか、怪しくなっています。

このように他国の健康ボランティアのみを対象とした、全体数からみれば打っても打たなくてもほとんどコロナ感染を予防できないどころか、重症化や死亡を防ぐ主目的さえ達成されず、個人にとっては逆効果にもなりかねないワクチンを、「発症予防効果が95％」と、今でも多くの国民が信じて疑うことなく漫然と接種し続けているのが現実なのです。

実際に当院外来とオンライン診療においては、オミクロン主体のコロナ感染症患者の82・4％（312人中257人）がワクチン既接種者であり、接種回数が増すごとに非接種者に比べ、発熱、咽頭痛、咳嗽（がいそう）期間が長くて重篤となり、倦怠感（けんたいかん）やブレインフォグなどの症状が慢性化しやすくなるといった、いわゆる「バイナリー感染」「ワクチン↓コロナ後遺症」を引き起こしやすい傾向がみられています。

ワクチン接種後の出生数が戦後最低で、全死因死者数が最高のナゾ

厚労省によると、2022年1月から9月までの累計の出生数は59万9636人で、統計調査開始以来、最も少なかった前年と比べても4・9％下回っています。官房長官である松野博一氏は、少子化の背景は「個人の結婚や出産、子育ての希望の実現を阻む様々な要因が複雑に絡み合っている」と述べ、「結婚や妊娠出産への支援、男女ともに仕事と子育てを両立できる環境の整備など、ライフステージに応じた総合的な少子化対策を進める」との考えを示していますが、日本と同様にｍＲＮＡコロナワクチンが普及している国々においても、接種後まもなく出生数が減少し、超過死亡者数が戦後最大にまで激増しているのはなぜでしょうか。

２０２２年の1年間での超過死亡は10万人に達するといわれており、「コロナ死」を差し引いても、ワクチン接種率の高い国々において戦後最大の死亡数を更新し続けているのはなぜでしょうか？

コロナ肺炎・抗原／ＰＣＲ検査陰性肺炎の実態について

本年（２０２３年）の1月11日付の山陰中央新報デジタルによると、コロナ死者が過去最多のペースで、第7・8波におけるコロナ感染によるウイルス性肺炎が48人、コロナ肺炎以外の誤嚥（ごえん）性肺炎が27人、老衰が26人と公表されました。しかしながら実臨床においてコロナ感染による肺炎が組織学的に診断されたケースは非常にまれです。

高齢者がワクチン接種後数日以内に死亡しても、死因は「老衰」とされるだけで、事故死としては認定されないように、「コロナ死」公表の陰には多くのワクチン接種後死亡、いわゆる「ワクチン死」の潜在が推測されます。

当院の外来や在宅・オンライン診療では２０２０年5月から２０２２年12月末までの約2年間で６００人以上の新型コロナウイルス抗原・ＰＣＲ検査陽性者の相談を受けてきました。

コロナ陽性者が激増していた時期においても、当院での SARS-CoV-2PCR および抗原検査陰性肺炎の診療は92%であり、コロナ陽性肺炎（SARS-CoV-2 以外の起炎菌／ウイルス感染も含む）や肺結核以外の大部分の市中肺炎患者は、専門医療機関での入院受け入れが困難なため、それらの肺炎患者の大半は、当院での外来治療を強いられていました。

肺炎合併等の中等症以上のコロナ感染症での入院治療が完遂した後も、様々な心身にまつわる後遺症（LongCOVID）によって、癌（がん）や鬱（うつ）など既存の疾病の再燃や増悪による身体活動能力の低下や、メンタル面の不調による日常生活復帰への不安で、長期休学・欠勤など社会復帰困難な臨床例が増えているのが外来診療の問題点のひとつです。

コロナ後遺症の8割以上はワクチン接種歴あり、その多くはワクチン後遺症の関与が疑われる

2022年に入ると、全国のクリニックだけでなく大学病院や総合病院などの医療機関においても、「コロナ後遺症外来」の新設が増えていきました。

しかしながら、基礎研究医だけでなく多くの臨床医でさえも、「コロナ後遺症」と「ワクチン後遺症」の病態や治療は同一であると今でも勘違いしています。

当院で診療させていただいた2000例以上の「コロナ後遺症」の大半は、ワクチン接種開始以前に発症した患者です。他院で「コロナ後遺症」と診断された後に相談に来られた方のほとんどは、前医ではコロナワクチンの接種歴を聴取されておらず、コロナ後遺症と診断されたうちの8割以上にワクチン接種歴があることが判明しています。

また、大学病院や総合病院などでの後遺症外来では、コロナ／ワクチン後遺症に対して自費診療を勧めるには多くの障壁があります。日々千変万化する多彩な不定愁訴を抱えてそれらの病院を受診しても、解熱・鎮痛薬や鎮咳・去痰剤、ステロイド剤に加え、せいぜい漢方エキス製剤ぐらいしか治療法の選択枝がなく、現在はコロナ初期感染症に対するイベルメクチンの保険適応としての処方も出来なくなりました。

コスプレ発熱外来のナゾ

新型コロナウイルス感染症を疑った時に、受診する発熱外来（診療・検査医療機関）の人口あたりの指定数は、都道府県別で最大3・8倍の格差があることが第7波でわかりました。

全国総数は9月14日時点で約4万施設を人口10万人あたりの数でみると、最多は57・5

の鳥取県で、55・2の鹿児島県、52・1の徳島県が続きます。東京は33・6、対して千葉県は15・2と全国で最も少なく、沖縄県が2番目、北海道が3番目に少ないという順位でした（2022年9月22日朝日新聞アピタルより引用）。

しかし、第7波と第8波でのコロナ感染が遷延していた期間中、当院を受診された方々に前医による発熱外来の実態を聴取すると、全国的に9割以上の医療機関においては、抗原／PCR検査と解熱・鎮痛剤等の処方が行われただけであることが判明しました。なかには発熱外来を標榜していながらも、PCR検査をするだけで診察・処方を拒否し、自宅隔離の指示をするだけの医療機関も3割以上にのぼりました。

最近になって、マスクの上にゴーグル・手袋・ガウンの重装備で「コスプレ外来」をされている医療機関ほど、この様な「無診察・放置隔離」が横行している傾向があることが、患者からの聴取でわかりました。

つまり、通常の発熱外来の実態は、SARS-CoV-2抗原・PCR検査と解熱鎮痛剤処方のみで自宅療養を言い渡されるだけで、上咽頭洗浄や気管支洗浄はおろか、喉ぼとけさえ覗いてもらえず、聴診や脈診なども素手で触ってもらえない患者がほとんどなのです。

このように、発熱外来を掲げる医者の多くが重装備ポーズの半面、診察拒否・抗原／P

ＣＲ検査のみ・解熱剤処方のみの「無診療／放置隔離」の対応という状況が全国に蔓延することで、医原性のパンデミックやコロナ／ワクチン後遺症が濫造されていることが、オンラインと外来診療を通じて明らかになってきました。

コロナ後遺症治療は、ワクチン後遺症に通用せず

２０１９年に30年ぶりの改訂となったＩＣＤ－11（国際疾病分類の第11回改訂版）では、エクステンションコード（extension code）が新設され、その一つに老化関連（aging-related）があります。

コロナ後遺症は、ＩＣＤ（国際疾病分類）10分類の中にあるU00-U49、原因不明の新たな疾患又はエマージェンシーコードの暫定分類のU09、コロナウイルス感染症２０１９後の病態として二つに分類されていますが（図表1）、私が提唱してきた「コロナワクチン後遺症」に関するＩＣＤコードは今のところ存在しません。

そればかりか、アメリカ疾病管理予防センター（ＣＤＣ）は、世界保

	分類ID	分類表記
1	20104891	COVID-19後遺症
2	20104893	コロナウイルス感染症2019後遺症

図表１：COVID-19後遺症・コロナウイルス感染症2019後遺症のICD分類

健機関（ＷＨＯ）によるＩＣＤ－10－ＣＭガイドラインに準じて、完全接種をみたしていない人に対して、以下のＣＯＶＩＤ－19予防接種に関する新しい診断コードを割り当て、本来は疾病コードであるはずのものを、ワクチン未接種者やその保護者の追跡コードとして利用しています。

Z28.310：Unvaccinated for COVID-19（ＣＯＶＩＤ－19ワクチン未接種）

Z28.311：Partially Vaccinated For COVID-19（ＣＯＶＩＤ－19ワクチン部分接種済み）

Z28.39：Delinquent immunisation status（予防接種不足・延滞）

また、ＩＣＤ－10－ＣＭは、医師などが予防接種の安全性に関する患者やその家族の懸念に対応するため、予防接種安全カウンセリングを管理する新しいコードZ71.85を提供しています。

本来、障害の部位・原因の分類に用いられている国際疾病分類であるはずのＩＣＤコードを用いて、未接種者やその保護者がまるで異常であるかのように管理されるコードになっているのはなぜでしょうか。これらの疾病分類コードを有する市民が、将来的には「長寿コード」や「子孫繁栄コード」としてマークされるようになるのかもしれません。

私としては、「老化に関わる高血圧」「老化に関わる癌」「COVID-19後遺症」といった概念と同様なICD分類が新設されるよりも、「ワクチン関連血栓症」「ワクチン関連癌」「ワクチン関連脳炎」といった世界共通のコード化による治療戦略概念が、近い将来に確立されることを願っています。

「ワクチン→コロナ後遺症」「コロナ→ワクチン後遺症」「ワクチン⇅コロナ後遺症」とは

「コロナ後遺症専門外来」を掲げて5000例以上の患者を診察したというある医師は、「コロナ後遺症とワクチンの長期副反応（ワクチン後遺症）の症状や治療はほとんど同じである」と明言しておられるため、大学病院などで後遺症外来を掲げている医師でさえ、コロナ後遺症とワクチン後遺症の症状は似通っていて、病態や治療法も同じであると勘違いされています。

これまで当院ではコロナ後遺症を２０００例以上、ワクチン後遺症を８００例以上診察してきましたが、他院でコロナ後遺症と診断されたケースの８割以上にワクチン接種歴があり、その多くはワクチン接種の既往の上に、コロナ感染が契機となったワクチン後遺症が主体であることがわかってきました。

ワクチン接種後にはコロナ感染症を発症しやすく、感染症状の遷延や突発的に後遺症を発症するケースは、「ワクチン→コロナ後遺症」（ワクチン接種後にコロナ感染して後遺症を発症）が主体であるにもかかわらず、ほとんどの患者は問診の段階からワクチン接種の関与を見逃されたまま、コロナ後遺症と診断され治療されているのが現状です。

コロナ後遺症とワクチン後遺症の二つの後遺症は、病態と症状、治療法が大きく違うために、今後はワクチン後遺症とコロナ後遺症のどちらが主体であるのか、「ワクチン→コロナ後遺症」あるいは「コロナ→ワクチン後遺症」（コロナ感染後のワクチン接種によって後遺症を発症）、または「ワクチン⇅コロナ後遺症」（ワクチン接種とコロナ感染症を繰り返すことによる後遺症）であるのかを、後遺症成因の大まかな流れを把握しながら、患者個々の治療戦略を注意深く遂行していくことが臨床医には求められて来ると思います。

コロナ後遺症よりワクチン後遺症に多い病態・疾患としては、パーキンソン症候群やギラン・バレー症候群、関節リウマチやADEM,ME/CSEなどの自己免疫性疾患や神経疾患のほか、無月経・過多月経などの月経異常、帯状疱疹、子宮体癌・メラノーマ・急速に進行するリンパ腫[※1]などの、いわゆるターボ癌や原発巣不明癌が挙げられます。

※1　Rapid Progression of Angioimmunoblastic T Cell Lymphoma Following BNT162b2 mRNA Vaccine Booster Shot: A Case Report/　Front. Med., 25 November 2021　Sec. Pathology Volume 8 - 2021

最近ではブースター接種を重ねるたびに、推算糸球体濾過量（ｅＧＦＲ）が低下していくなどの、腎機能障害が進行するケースが増えてきています。抗癌剤や免疫抑制剤投与中の癌や自己免疫性疾患、心肺の機能障害や肝機能、腎機能障害、糖尿病、高血圧、肥満、喫煙習慣、睡眠時無呼吸症候群、認知症や床上生活者など重度の障害者など、ハイリスク因子のある方においては、ワクチン優先接種の対象ではなく、逆にワクチン接種に慎重になることが大切だと私は思います。

それでもすでに複数回のワクチン接種をされた方においては、特別な自覚症状がなく健康であっても、慢性疾患の再燃や腎不全やターボ癌など新たな後遺症の早期発見のために定期的な検査をお勧めしています。

コロナはただの風邪にあらず！　バイナリー感染に注意

ワクチン接種反対派の医師においては特に、COVID-19による初期感染症の治療を軽視する傾向がみられます。また、諸外国のワクチン接種反対派医師と違い、統合医療（代替医療）のエビデンスを軽視し、保険診療を中心としたガイドライン医療の範疇（はんちゅう）に固執しがちなのが、わが国のワクチン後遺症治療医の特徴です。

予防→急性期治療からリハビリまで、数百例のコロナ感染症の患者の超急性期（とれとれコロナ）からリハビリ期までの治療経過を診てきた私としては、にわかに増えて来た後遺症医による初期感染と代替医療の軽視に違和感を覚えています。

コロナ感染症はただの風邪ではありません。コロナ感染歴のない「ワクチン感染」も危険ですが、ワクチン接種後のコロナ感染である「バイナリー感染」はさらに危険です。初期感染を放置すれば、やがてコロナ後遺症は必ず増えていきます。

ワクチン後遺症治療を論ずる前に、コロナ感染症の予防・急性期感染対応と超早期のワクチン副反応対処を徹底することが大切です。

最近、ワクチンの接種回数が累積するたびに、接種歴のある方のコロナ感染直後の蕁麻疹や呼吸困難などのアナフィラキシー（ショック）、脳炎、肺炎、肝障害、腎不全、血球減少、ターボ癌／原発不明癌が急増する傾向があります。なかには初回のワクチン接種から1年以上経過されて、コロナ感染した直後にお亡くなりになられたケースも報告されています。

ワクチン↓コロナ後遺症あるいは、ワクチン⇅コロナ後遺症を患っておられる方だけでなく、健康を維持されている方においても、日頃から運動不足や肥満・喫煙や飲酒習慣のある方などは特に、ワクチン接種歴のある方のコロナ感染は、未接種者の感染に比べて「バイナリー感染」発症のリスクになりえます。接種後1年以上経っていても、アンチエイジング検診や癌検診などで定期的な未病をチェックすることが後遺症の早期発見においては大切です。

コロナ／ワクチン後遺症外来の実情

これまで当院のワクチン後遺症外来を受診された方は40～50代の女性が多く、中高年の男性の受診が少ない傾向があります（図表2）。最近では就学が困難になったり不登校に

新型コロナワクチン長期副反応・後遺症受診形態・性別・年齢構成
(令和4年2月現在)

- 相談件数　413　人
- オンライン診療　292人（70.7%）　外来診療　112人（27.1%）　在宅診療　9人（2.2%）

男性　106人（25.6%）　女性　307人（74.4%）

年齢構成			
	10歳代	47人	(11.3 %)
	20歳代	30人	(7.2 %)
	30歳代	51人	(12.3%)
	40歳代	99人	(23.9%)
	50歳代	83人	(20.1%)
	60歳代	57人	(13.8%)
	70歳代	31人	(7.5%)
	80歳代	12人	(2.9%)
	90 歳代	3人	(0.7%)

図表２：新型コロナワクチン長期副反応・後遺症の受診形態と性別・年齢構成（統合医療センター福田内科クリニック福田克彦調べ）

ワクチン接種後の副反応・後遺症(症状)　※前医の診断名を含む

浮腫　頭痛　頭重　ブレインフォグ　めまい　火照り　冷感
耳鳴り　聴力低下・過敏　鼻閉　後鼻漏　咽喉頭違和感　味覚・嗅覚障害
貧血　白血球（リンパ球)減少　血小板減少　肝機能障害　腎機能障害　DIC
動悸　胸痛　胸部苦悶　呼吸困難　咳嗽 去痰困難　喘鳴　鼻出血　喀血　下血
鬱・躁状態　無気力　記銘力低下　就学・就労困難
倦怠感・脱力・巧緻運動障害　疼痛・感覚障害（痺れ　筋力低下）　歩行障害（間欠性跛行）
不安・うつ（症状）食欲不振・不眠・ED　アルコール・薬物・ギャンブル依存
呑酸　腹部不快感　腹痛　腹部膨満　排便異常 痔核

アナフィラキシー　帯状疱疹（後神経痛）　蜂窩織炎　掌蹠膿疱症　脱毛症
三叉神経痛・顔面/舌咽神経麻痺　顔面神経麻痺　甲状腺機能異常　線維筋痛症　副腎疲労
化学物質・電磁波過敏症　慢性上咽頭炎　気管支喘息 気管支炎　肺炎　（中枢性）睡眠時無呼吸症候群
GERD NUD/FD IBD/IBS SIBO　胃十二指腸潰瘍　潰瘍性大腸炎　（男性）更年期障害
脳梗塞　くも膜下出血　急性硬膜下血腫　関節リュウマチ　全身性エリテマトーデス（SLE）
特発性血小板減少性紫斑病、再生不良性貧血、急性リンパ性白血病、多発性骨髄腫　成人T細胞白血病リンパ腫
筋痛性脳脊髄炎/慢性疲労症候群（ME/CSF）　急性散在性脳脊髄炎（ADEM）　クロイツフェルト・ヤコブ病
月経困難（無月経）自律神経失調　リンパ節腫脹　側頭動脈炎　四肢静脈怒張　リンパ浮腫　静脈瘤深部静脈血栓症
転倒（打撲・骨折・脳挫傷）　統合失調症　自閉症　認知症（MCI）　自殺企図（首吊り　睡眠薬中毒 ガス自殺）
悪性新生物（各種）心不全　発作性心房細動　狭心症　心筋梗塞・大動脈 解離　事故死

図表３：ワクチン接種後副反応・有害事象の症状と診断名（統合医療センター福田内科クリニック調べ）

なるなど、10歳代のコロナ／ワクチン後遺症の相談が増えており、２０２２年２月から１年足らずで外来での相談件数は約２倍の８００人を超えました。ワクチン後遺症相談の最高齢は94歳男性でした。癌の発症同様に、老化に伴う認知症やフレイルなどで寝たきりになっていく方々は後遺症として認定されにくいのが実情です。

　前医の診断も含む当院でのワクチン接種後副反応・後遺症（症状）は多岐にわたります（図表3）。

　脱毛・頭痛や頭冒感（ずぼうかん）・めまい、視力・視野障害、耳鳴り・聴力低下（聴覚過敏）、鼻閉や後鼻漏、咽喉頭の違和感、味覚・嗅覚異常、三叉（さんさ）神経痛・顔面／舌咽神経麻痺、躁（そう）／鬱（うつ）症状、記銘力低下、幻覚、異常行動、自殺企図など、脳神経障害や精神障害、頭頸部に関わる訴えや病名診断が多くみられましたが、ワクチン接種後の有害事象として典型的な疾患である心筋炎、ギラン・バレー症候群の確定診断に至った症例は数例でした。

　関節リウマチ（ＲＡ）や全身性エリテマトーデス（ＳＬＥ）、ＡＮＣＡ関連疾患では、ワクチン接種後の中和抗体産生が弱いことが報告されていますが、ワクチン接種後としての自己免疫性疾患や、特発性血小板減少性紫斑病、再生不良性貧血、急性リンパ性白血病、多発性骨髄腫、成人Ｔ細胞白血病リンパ腫などの血液疾患がワクチン接種後に新規発症したケースを経験しました。

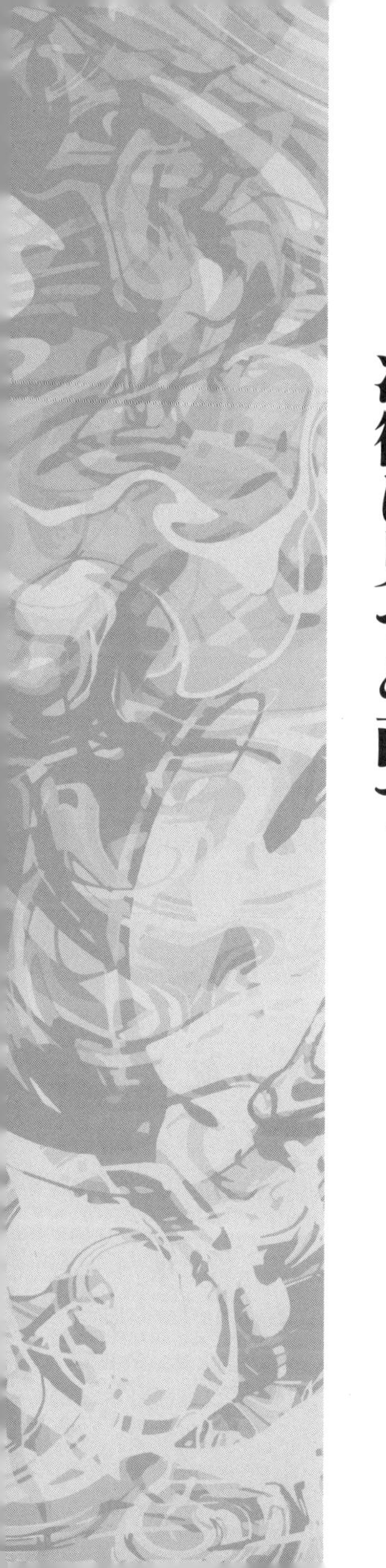

第二章

女子高生の生理に異常⁉ ワクチン後遺症の未来を冷徹に見つめ直す！

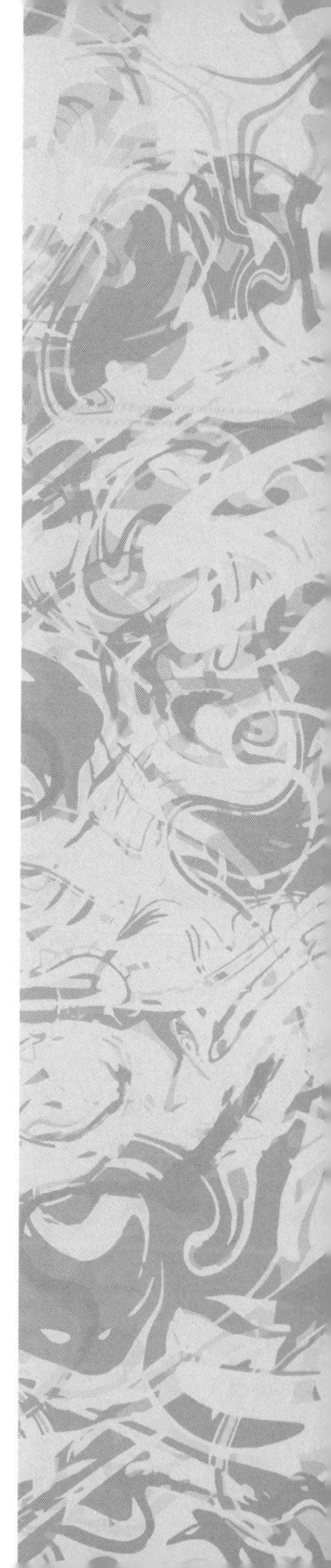

ＨＰＶワクチン接種後の機能性身体症状について

厚生労働省健康局長通知により、２０２２年４月よりヒトパピローマウイルス（ＨＰＶ）ワクチンの積極的勧奨が再開されました。

ＨＰＶワクチン接種後の多彩な症状は、非接種者においても同様に発症し、統計学的にも発症率に有意差がないことから、ワクチン固有の問題ではなく、「機能性身体症状」という疾患概念で捉えるのが妥当とされています。[※2]

厚生労働省のＨＰに掲載されているＨＰＶワクチン予防接種後に生じた症状の診療に関わる協力医療機関などから、当院にＨＰＶワクチン後遺症について相談をいただくことがありますが、患者やそのご家族にとっては「機能性身体症状」という診断病名をもらっても、その後の出口の見えない対症療法に苦慮されていることが多いのが現状です。

ＥＵ諸国におけるＨＰＶワクチン導入のためのガイダンス草案に関する公開協議（ECDC SCIENTIFIC ADVICE; 2019）では、ＨＰＶワクチンの認可後にアルミニウム含有アジュバントとアナフィラキシー、失神、集団心因性疾患に関する懸念を評価し、自己免疫疾患（ギラン・バレー症候群、多発性硬化症など）、静脈血栓塞栓症、脳卒中、複合性局所疼痛症候群（CRPS）、起立性調節障害性頻脈症候群、体位性頻脈症候群、および早発性卵巣不全など懸念されている疾患と因果関係のある有害事象はなく、3種類のHPVワクチンはいずれも臨床試験で優れた安全性プロファイルを示した後に認可されたと報告されています。

世界保健機関（WHO）では、HPVワクチン接種後の有害事象について「予防接種ストレス関連反応（ISRR）」という生物心理社会モデルを提唱し、また心理・社会的リスクが関与する接種後に遅発する異常行動、歩行障害、非てんかん性痙攣などを「解離性神経症状反応（DNSR）」と名づけて、それぞれ適切に対処する必要性が協調されています。

ワクチン接種率向上が前提での積極的勧奨再開では、接種医が無責任に協力医療機関に丸投げするだけで、連携がとれぬまま患者が困惑することが懸念されます。

難治性の症状に心理的要因が大きく関与していることは、当院のHPVワクチン後遺症ケースでも実感しておりますが、「〝信頼できる医療との関わりの中で、セーフティネットに乗っている〟から安心である」といったように、「患者－医師間の共依存関係」というぬるま湯に浸っているだけで、HPVワクチン接種が施行されて10年以上が経過しても、薬害救済に目をつぶり原因や誘因を究明できないという迷宮入りしたままの実態は、コロナワクチン後遺症の未来を垣間見ているようです。

※2『HPVワクチン接種後の機能性身体症状への対応』（鈴木富雄著／日本医事新報社）

ワクチン接種による逆説的免疫増強、自然暴露による集団免疫とは

医療従事者に対するワクチン接種が開始された2021年2月ごろから、副反応の一つであるアナフィラキシー（ショック）が注目され始めました。

これにはポリエチレングリコール（PEG）と共に、ワクチンによって投与されたmRNAの急速分解を防ぐための脂質ナノ粒子（LNP）が関与しているといわれ、接種開始から2年近く経った現在では、接種後数か月後の自己免疫疾患発症の副反応リスクが懸念されております。アメリカ疾病予防管理センター（CDC）はポリエチレングリコールやポリソルベートに対するアレルギーの既往がある場合は、mRNAワクチンの接種を避けるよう警告しています。

また、抗体は基本的に一つの血清型ウイルスを標的としており、別の血清型ウイルスに暴露された場合には抗体依存性免疫増強（ADE）が発生する懸念があります。

最小限の修飾のウイルス蛋白で構成された、感染を防御できない中和抗体を誘発するように設計されたワクチンでは、抗体依存性免疫増強を介してＣＯＶＩＤ-19による感染症をかえって重症化させる可能性があるという報告もあります。

Informed consent disclosure to vaccine trial subjects of risk of COVID-19 vaccines worsening clinical disease/ Int J Clin Pract 2021 Mar;75(3)

中和抗体とは別に、過去のコロナウイルスの臨床試験で問題となったｍＲＮＡワクチンの結合抗体は、ひとたびＣＯＶＩＤ-19に感染すると他の野生型ウイルス実験と同様に、病原体が細胞に侵入する経路を形成することで、ＣＯＶＩＤ-19による感染症状を悪化させる逆説的免疫増強を引き起こしかねません。

新型コロナウイルス感染症においては、遍在する風邪コロナウイルスに暴露されることで、既存の交差反応性Ｔ細胞応答によって、SARS-CoV-2に対する免疫を獲得できる可能性が推測されています。

また、SARS-CoV-2ウイルスの既感染者においては、抗体が陰性であってもSARS-CoV-2を特異的に獲得したメモリーＴ細胞応答を誘発することで、変異していく新型コロナウイルス感染に対しても、人為的なワクチン政策に依存しない集団免疫下の自然暴露によって、長期的な免疫保護効果を得られる可能性が示唆されています。

「集団免疫の閾値(いきち)は人口の70～80％が免疫を獲得しなければならない」という当初の集団免疫予測の人口割合は年々下がってきており、スウェーデンのストックホルムでの集団免疫の閾値は17％で、さらにオックスフォード大学などの研究では集団免疫閾値は10％以下になると結論づけられています。

コロナ／ワクチン後遺症に対する活性化ビタミンDの効用

ビタミンDは免疫機能と炎症の改善に重要な役割を果たしています。重度のビタミンD欠乏症とCOVID-19関連疾患の発症や健康の転帰とは関連があり、またビタミンD摂取は急性呼吸器感染症の予防と合併症の軽減や、COVID-19感染患者のICU入院と死亡リスクに対する保護効果があることが報告されています。

Protective Effect of Vitamin D Supplementation on COVID-19-Related Intensive Care Hospitalization and Mortality: Definitive Evidence from Meta-Analysis and Trial Sequential Analysis / Pharmaceuticals (Basel). 2023 Jan; 16(1)

経口ビタミンD投与による血中濃度の推移

初診時の血中ビタミンD濃度

２５（OH)VD ng/ml	正常 30-100	低下 20以上３０未満	欠乏 ２０未満
既摂取群 (n=51)	72.5%	21.7%	5.8%
未摂取群 （n=447)	6.7%	21.5%	71.8%

経口ビタミンD摂取後の推移

ビタミンD投与量 （１回/日)	25(OH)VD 投与前	25(0H)VD 投与後
1000IU	26.6	32.1
2000IU	20.5	43.6
5000IU	17.2	51.7
10000IU	13.5	84.3

※対象はビタミンD濃度は最低3か月間継続内服者

統合医療センター福田内科クリニック調べ

図表４：初診時と摂取後のビタミンＤ血中濃度の推移

当院ではこれまでコロナ禍以前から、約２０００人を対象に食事療法を中心とした栄養摂取やデトックスの指導を行ってきました。

現在はコロナ後遺症に対しても、ＣＯＶＩＤ－19の感染／重症化予防[※3]と同様にビタミンＣ・Ｄや亜鉛の有効性が認められたことから、今ではサプリメントを食事療法のサポートとして４０００人近くの方に毎日摂取していただいています。

なかでも日ごろからビタミンＤ摂取を心掛けていない方々の、実に93・3％はビタミンＤ欠乏症であることが判明しました（図表４）。

※3『新型コロナウイルスはビタミンC、D、亜鉛で克服できる！　専門医の栄養術』（柳澤厚生著／主婦の友社）

さらに当院の調査では、ワクチン接種後の遷延

血中25(OH)ビタミンD・亜鉛濃度

ワクチン未接種群	経口摂取前	経口摂取3か月後
亜鉛濃度	68.2	98.2
ビタミンD濃度	21.7	47.3

	COVID-19初期感染時	コロナ後遺症	接種後ワクチン後遺症あり	ワクチン接種後副反応なし
亜鉛濃度	60.5	68.4	63.8	71.0
ビタミンD濃度	12.9	16.6	14.4	23.1

ワクチン未接種群に亜鉛:50mg/日
Vitamin D3:5000IU/日投与
→
COVID－19感染:非投与群の32％
コロナ後遺症：非投与群の26％

統合医療センター福田内科クリニック調べ

図表５：ワクチン接種の有無およびコロナ／ワクチン後遺症とビタミンD・亜鉛濃度の関係

性副反応を訴えなかった群では、新型コロナ初期感染やコロナ／ワクチン後遺症群に比較して、初診時のビタミンDや亜鉛の血中濃度が高く、ワクチン未接種群ではビタミンDと亜鉛の摂取によって、COVID-19の初感染・再感染の発症とワクチン後遺症発症が、非接種群に比べて少ないことがわかりました（図表５）。

亜鉛欠乏がみられるケースでは、先天的な銅の蓄積により亜鉛の取り込みが阻害されている場合もあり、銅の排泄・代謝障害においてはキレーション療法などが試みられています。亜鉛はセレンやヨウ素などと共に、甲状腺ホルモンの代謝において不可欠な微量元素です。

喫煙・飲酒・ビタミン不足による貧血の潜在や、ワクチン接種後の腎機能低下による腎性貧血、ヘリコバクター・ピロリ菌やカンジダ・アルビカン

初診時の血液検査データ

	コロナ初期感染	コロナ後遺症	ワクチン後遺症	ワクチン 未接種 感染歴なし	ワクチン 接種 感染歴なし
鉄欠乏性貧血	25.8%	31.3%	33.6%	12.3%	13.7%
甲状腺機能異常	9.7%	13.6%	12.5%	4.3%	3.9%
テストステロン値低下	11.5%	16.6%	17.4%	6.1%	7.8%
副腎皮質機能低下	14.3%	17.6%	20.5%	12.9%	11.8%
睡眠時無呼吸症候群 （中等症以上）	6.5%	17.7%	14.8%	9.8%	11.8%

統合医療センター福田内科クリニック調べ

図表６：COVID－19初期感染、コロナ／ワクチン後遺症とワクチン接種歴と初診時の診断

スなど真菌の宿生による鉄代謝の阻害や、女性の過多月経やダイエット習慣での鉄欠乏（フェリチン値低下）、男性においてはテストステロン低下などによる腎性貧血を是正することによって、頭痛や倦怠感、動悸やめまい、胸痛や呼吸困難、EDや更年期障害などの後遺症症状が改善するケースもみられています。

　鉄欠乏性貧血・甲状腺機能低下・フリーテストステロン低下・DHEA／コルチゾールなどの副腎皮質機能の低下・自律神経機能の調整に関わるカテコールアミン分泌異常、睡眠時無呼吸症候群の増悪（ぞうあく）やその新規発症が、初期感染群やコロナ／ワクチン後遺症群では、新型コロナワクチン未接種非感染群に比べて多いことがわかりました（感染歴のないワクチン非接種群と接種群においては、これらの検査において有意

な差異は認められませんでした）（図表６）。

世界初⁉　健常女子高校生のワクチン接種による生理の年次推移を調査

当院ではコロナ禍以前の数年前より、県内外の健常女子高校生を中心に月経異常やＰＭＳ（月経前症候群）、摂食障害などに関するアンケート調査や問診を実施して来ました。

それらの当院独自の調査によって、ワクチン接種群が非接種群に比べて有意に月経異常や月経痛・ＰＭＳ（月経前症候群）、頭痛やめまいの持続、摂食障害による体重減少（まれに急激な増加）が多いことが世界で初めて実証されました（図表７）。

未接種群においても年次を経るごとに月経異常が増えているのは、進級やシェディングなどのストレスも少なからず関与しているのかもしれません。長時間での自宅学習やスマホなどの影響でしょうか？　猫背や側彎症の生徒も年々増えており、コロナ禍での運動不足や姿勢の悪化などで、１年前より身長が縮んでいる女生徒が４・９％（19人／387人）認められました。

さらに、コロナ禍以前からの生理異常やワクチン接種による心身の不調を、親や教師に相談しないで婦人科を受診し、低用量ピルや鎮痛剤などがワクチン接種歴の聴取なく処方

高校生女子の月経異常・摂食障害の年次推移 n=(387)

	月経異常	月経痛	PMS	頭痛・めまい	摂食障害
ワクチン非接種群 N=66（17.1%）	月経不順　12.1% →13.6% 不整性器出血 3.0%→4.5% 月経量増加　4.5% 月経量減少　6.1%	15.1%→16.7%	7.5%→6.1%	頭痛 10.6%→13.6% めまい 3.0%→4.5%	過食 10.6%→9.1% 拒食　3.0%→4.5%
ワクチン接種群 N=321 (82.9 %) 2回接種 59人 18.4% 3回接種 262人 81.6%	月経不順　10.9% →15.9% 不正性器出血1.9% →6.9% 月経量増加　8.1% 月経量減少　5.0%	17.1%→23.9%	6.9%→10.9%	頭痛 12.1%→18.1% めまい 3.1%→6.9%	過食8.1%→10.9% 拒食4.0%→ 6.9%
※　接種直後のアナフィラキシー（ショック）：1回4名　2回1名　3回1名					

図表７：コロナワクチン接種別、高校生女子の月経異常や摂食障害等各症状の年次推移（統合医療センター福田内科クリニック調べ）

されている女生徒が多かったことにはあらためて驚かされました。

２０２２年の11月19日の参議院厚生労働委員会に参考人として招致された長尾クリニックの長尾和宏先生は、これらの当院による独自調査に基づいた女子学生における月経異常の問題を発言されました。

この調査のように、ワクチン集団接種前にさかのぼって接種者と非接種者の各症状の年次推移を追跡することは今後は不可能ですが、当院ではさらに全国の自治体を通じて、保護者や学校関係者にもご協力いただき、ワクチン接種との関連が推測される月経異常などに加えて、体力／学力テストや進学、妊娠や出産状況などの経年的変化を長期的に追跡していきたいと思います。

ワクチン後遺症を診療するレディースクリニックの現状

ワクチン後遺症を診療されている、いけざわレディースクリニックの池澤孝夫先生は、2021年10月ごろから2022年にかけて重度の月経異常の患者が増えたことを婦人科医の立場から報告されています。

池澤先生は、ワクチン接種後しばらくは何も起こらず、むしろ接種後3～4か月経過して発症する遅発性のワクチン後遺症を、早発性のものとは別に「時間差ワクチン後遺症」と命名されました。また3回目接種後では5～6か月以降には「時間差ワクチン後遺症」と考えられる、月経異常の症状も軽症であるものの、無排卵による無月経の方が目立つようになるといわれます。

池澤先生は「時間差」という視点でみてみると月経異常だけでなく、易疲労性、頭痛、立ちくらみ、耳鳴り、関節痛、筋肉痛、皮疹の他、消化器症状など多彩な症状が遅発的に発症していることに気づき、これらの事例からの機序としてワクチンに含まれる「修飾ウリジンmRNA」が分解されずに体内に残り、中和抗体の減少に伴い細胞内で産生された「スパイク蛋白」が周辺の細胞に結合して発症するのではと説かれています。

その仮説に従い、細胞の受容体との結合を阻止する働きがある「イベルメクチン」の投与によって症状がすみやかに軽減していくタイプを、池澤先生は「スパイクタンパク血症型」と名付けられています。一方で、イベルメクチンが効果を示さない症例もあり、これは表面にスパイク蛋白を発現した細胞が数多くあるため、ワクチンの免疫抑制作用が回復してくる時期に「自己攻撃」されることによって発症するケースとして、「非ＨＩＶ性免疫再構築症候群型」と名づけられ、このタイプでは抗酸化作用のある高濃度ビタミンＣ点滴や、解毒作用のあるグルタチオン点滴の投与で症状改善がみられることを池澤先生は実証されています。

2回目接種後の「時間差ワクチン後遺症」としての月経異常のうち軽症患者は従来の「ホルモン療法」による対症療法で改善するものの、大量の出血が止まらないような重症例では「イベルメクチン」の単独またはホルモン剤との併用で対処しなければならず、それらの症例の共通点は卵巣に嚢胞（のうほう）が見られず、スパイク蛋白が何らかの機序で卵胞細胞に作用して、卵胞ホルモンが大きなアンバランスを起こしたことが超音波エコー検査や血液検査などから推測されています。

したがって、スパイク蛋白の卵巣への影響は、一時的にせよ卵母細胞の死滅や質の低下につながり、将来の不妊症や流産だけでなく早発閉経の増加なども懸念されます。そして、今回のワクチン接種後に明らかな月経異常を経験された方においては、現在の卵巣機能に異常がないか、また他の「時間差ワクチン後遺症」の症状がないかどうか、詳細な問診と、ホルモンバランスやエコー検査などの定期的精査の必要性を池澤先生は強調されています。

当院（福田内科クリニック）では各種の内分泌異常に対して、栄養指導やナチュラルホルモン補充療法などを行っております。

月経困難症に対する低用量ピルをはじめ、過多月経に対する黄体ホルモン放出を促すレボノルゲストレルや、抗エストロゲン作用のある排卵誘発剤等の処方を受ける際には、薬剤による血栓症や骨盤内炎・肝障害等の二次性副作用に留意し、ワクチン後遺症を熟知している産婦人科医のもとで、卵巣機能などを定期的にチェックしていただいています。

また当院ではメンタル／スピリチュアルケア・系統的な内分泌異常・有害金属などのデトックスを指導しているなかで、ワクチン接種開始後より子宮体癌や、人工授精などでようやく妊娠するも、9週目前後で稽留（けいりゅう）流産されるという不妊症の相談が増えて来ています。

ワクチン接種によりスパイク蛋白が母体の子宮内膜側から胎児側の絨毛（じゅうもう）や胎芽組織に流入した可能性については、スパイク蛋白の迷入を免疫染色などで確認することによって、卵子や黄体機能への影響または絨毛や胎芽への直接的影響など、ワクチン接種後流産のメカニズムの一端が、今後解明されていくことを期待しています。

コロナ／ワクチン後遺症の実態調査・認定と給付制度について

わが国におけるコロナワクチンによる死亡が１９６６人であることを、本年（２０２３年）1月20日に厚生労働省が発表し、一昨年2月17日から昨年12月8日までのワクチンによる重篤な副反応疑いは２万６２４９人にのぼることが、ワクチン製造販売業者から報告されています。

２０２２年12月に加藤厚労大臣が、「ワクチン副反応の実態把握や治療法の研究も立ち上げようとしている」と見解を示したことをふまえて、本年2月15日に厚労省は「新型コロナワクチン接種後の副反応を疑う症状に関する研究の協力について」各都道府県の衛生主管部（局）に通知しました。

その事務連絡によると「研究の概要研究への協力を承諾いただいた専門的な医療機関に対し、新型コロナワクチン接種後の遷延する症状を含め、副反応を疑う症状により専門的な医療機関で受診した方の実態調査を行う予定としています」と記載されており、「新型コロナワクチン接種後の遷延する症状に係る実態調査」研究班が位置づけられました。今後は、ワクチン後遺症に対する「専門的医療機関」が、単なる短期的な副反応に対する対症療法の追跡のみに終始しないか、調査・研究の動向を注意深く見守っていきたいと思います。

ワクチン接種による副反応が疑われた場合には、各都道府県の保健所や市町村管轄の「新型コロナワクチン相談センター（コールセンター）」に相談すると、かかりつけ医や地域の専門医療機関に紹介受診を勧められますが、接種医と同様、ワクチン接種との因果関係が疑われたとしても、「検査に異常なし」「確定診断に至らず」と言われるだけで、対症療法の繰り返しで、挙げ句の果てには精神科を紹介されるケースが多くみられます。

予防接種による健康被害が生じ、医療機関での治療が必要になったり障害が残ったりする場合は、その健康被害が接種を受けたことによるものと厚生労働大臣が認定したときのみ、予防接種法に基づく救済（医療費・障害年金等の給付）が受けられます（予防接種健康被害救済制度）。現在、厚労省のワクチン後遺症補償には約６０００例が認定されていますが、後遺症と認定された理由や補償金額については明らかにされていません。

医療従事者であれば誰でも、ワクチンによる副反応や後遺症を疑った場合は報告する義務があります。ＰＭＤＡ（独立行政法人　医薬品医療機器総合機構）には接種医や接種医療機関でなくても副反応を報告することができ、主治医が報告を怠る場合は患者（家族）自身が自分で報告することが可能です。

しかしながら、死亡には至らずとも長期の入院治療を要したり、日常生活に支障をきたす身体機能障害をＰＭＤＡに報告しても、ワクチンとの因果関係が認められないことが多く、医療費や年金の補償・補助金が支払われないことから、独自に新型コロナワクチン副反応やワクチン後遺症において見舞金を支給するなどの公費助成制度を導入している自治体も存在しますが、その場合でも月数万円の支給でさえ申請・認定が困難なのが現状です。

副反応認定率の水増し、ワクチン死救済制度基準非公表のナゾ

厚労省の予防接種健康被害救済制度での医療費および医療手当の認定から支給までの手続きは、請求者にとっても煩雑で、認定までの期間が長く、ワクチン接種後しばらく経って発症した後遺症の認定はさらに困難になっています。

厚労省が公表している接種制度資料によると、2月6日の専門分科会までの実績（累積）では進達受理件数が6141件で、否認件数が176件、現在の保留件数が24件と公表されています。本来なら、認定件数1538件／進達受理数6141件で、認定率25％と公表するべきなのに、認定件数1538件／認定件数1538件＋否認件数176件＋保留件数24件≒認定率90％（計算上は88・49％）と、分母を進達受理件数ではなく認定・否認・保留件数という少ない数値にし、見かけ上の認定率を高めに公表しているのはなぜでしょうか？

本年3月14日には厚労省の専門分科会で、コロナワクチン後死亡の一時金（および見舞金）請求認定が41人に達したと報道されましたが、血税による死亡救済制度の認定基準は明らかにされていません。最低でも残り2000人以上のワクチン死が認定された遺族にはなんの補償もされていません。

ワクチン政策においては、トロッコ問題（英：trolley problem）がよく論じられます。トロッコ問題とは「ある人を助けるために他人を犠牲にすることは、許されるべきか？」という、功利主義と義務論が対立するジレンマを扱った問題です。

「1億人の日本人を救うためには、ワクチン接種で2000人が犠牲になるのはやむを得ない」という役人や政治家もいますが、超過死亡が10万人を突破し、要介護者が1000万人に届く勢いの現在、本当に1億人の国民が救われたのでしょうか？

本当の正解とは、国民をひとりも殺すことなく、ワクチン政策という名のトロッコ列車を止めるか安全に脱線させることだと思います。

現在のわが国においてはワクチン後遺症やワクチン死に対して、製造メーカーや接種医だけでなく、政府や自治体による救済や補償も不十分な状況です。身体障碍者や自立支援・特定疾患などの医療補償にも認定されない狭間にいる、精神神経疾患や慢性疲労・疼痛などで社会生活継続が困難な市民や国民を救済できる非営利な民間システムの設立と、高度先進医療対応型の癌保険のように、全国の提携クリニックの診療にも対応した独自のワクチン後遺症認定給付制度の確立が急がれます。

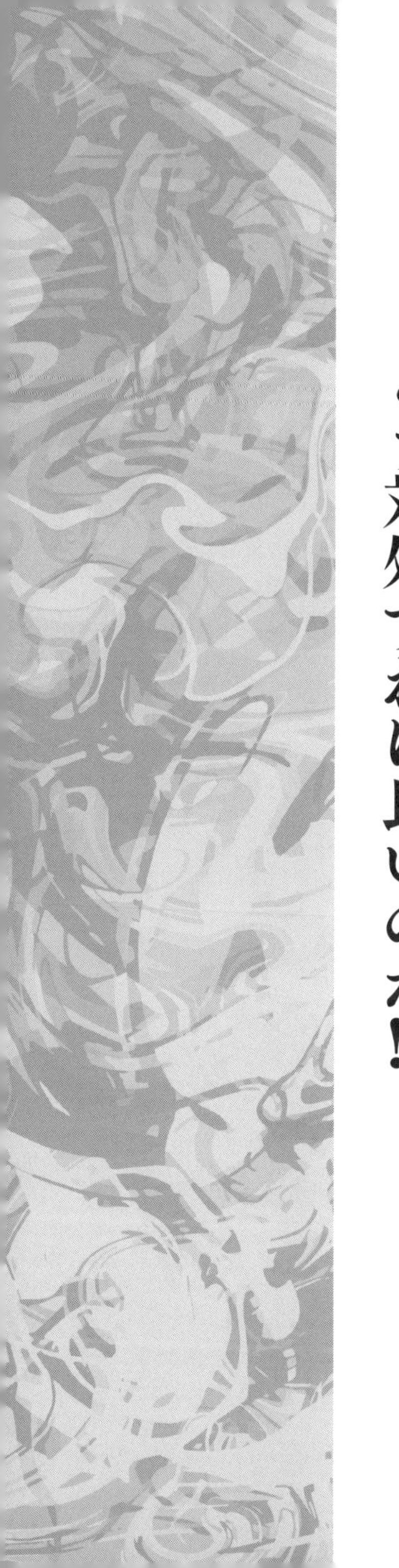

第三章

シェディング（伝播）という異例の事態にどう対処すれば良いのか⁉

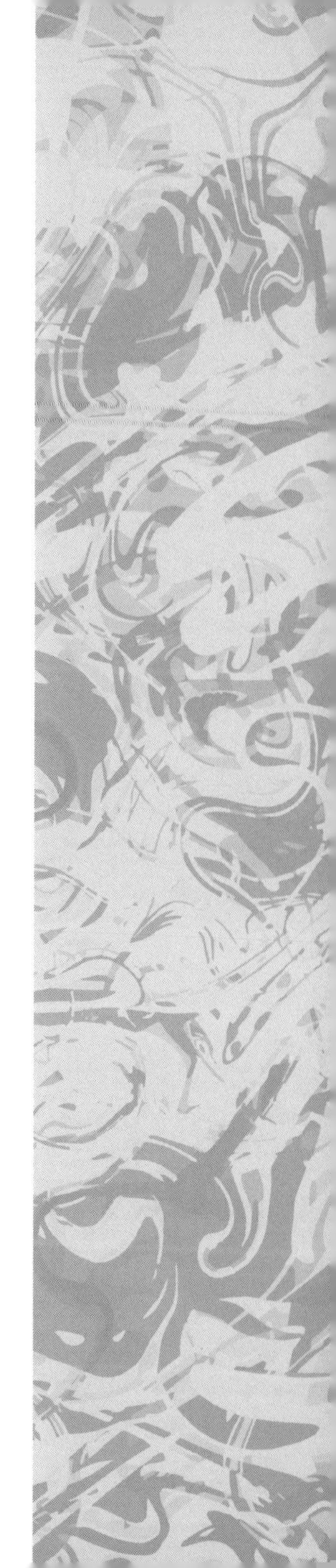

ワクチン・シェディングって何？

日本初のコロナワクチン後遺症外来を始めたころは、ワクチン・シェディング（Vaccine shedding）という言葉がまだ一般的ではなく、接種した父親や教師に近づくと相手の体臭で気分が悪くなるという女学生や、接種済みの高齢者クラスでダンスを教える際に息苦しくなる20代の女性インストラクター、ワクチン接種した夫と添い寝していて不正出血が始まった50代女性、接種者は非接種者に比べ皮下組織が硬く鍼（はり）が入りにくく、患者からの疲労が施術側にも伝わりやすいという治療家の相談が相次ぎ、当初の私はそれらを「ワクチン接種者からの感染伝播」と呼んでいました。

生ウイルスでもないmRNAワクチンの接種によって、偽のウイルスに「感染」した人間が未接種者にも副反応らしきものを伝播させるのか、そのメカニズムはいまだに不明です。

揮発性有機化合物（VOC）等への暴露で起こるシックハウス症候群などの化学物質過敏症と同様に、「シェディング」と自己診断されて当院に来院される方は、ワクチン未接種や接種回数の少ない女性において、倦怠感や頭痛・めまい・嘔気（おうき）・集中力低下・月経異常などの症状を訴える方が多く、なかにはホルムアルデヒドなどのケミカル臭や柔軟剤の

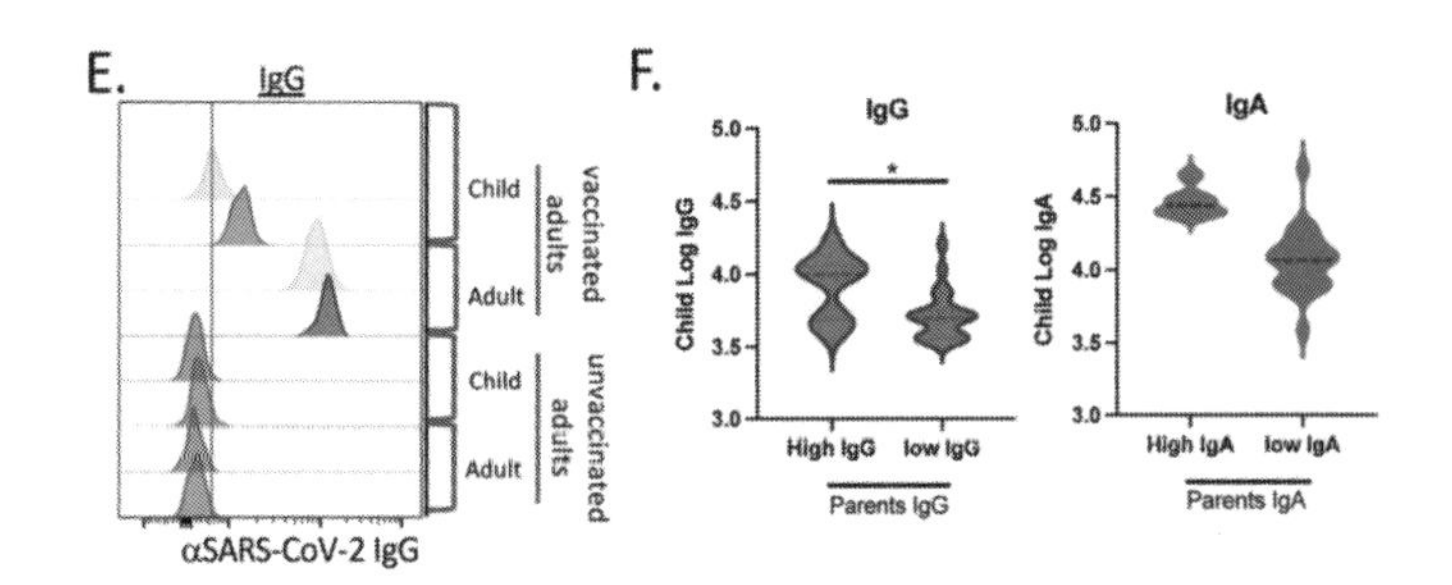

図表８：SARS-CoV-2特異的免疫のエアロゾル移行：E. ワクチン接種者（上）または未接種者（下）の世帯に住むワクチン未接種児の鼻腔ぬぐい液から抽出された武漢RBD特異的IgG抗体。F. 親の鼻腔内抗体価の高低で分けた、成人−子供34組の武漢−RBD特異的IgG抗体（左）またはIgA抗体（右）

においが苦手なケースや、呼気や汗（体臭）、尿や便臭の違いで、相手のワクチン接種状況やワクチンメーカーまでわかるという方もおられます。

スパイク蛋白や有害金属のほか、酸化グラフェンがシェディングの正体であり、それらと磁気や電磁波・放射線障害との関与を指摘される治療家もおられます。有害金属や有機溶剤を体内から検出しても、それらがワクチンに含まれていた成分なのか、接種前から体内に存在する成分なのかはわからず、また電磁波障害など特定な周波数がシェディングの主要因であるかは今のところ特定できておりません。

ワクチン既接種の家族からシェディングを受けたという未接種者において、ヌクレオカプシド抗体は陰性、スパイク蛋白抗体が陽性という報告もありますが、はたしてワクチンのスパイク蛋白が空気感染や放射線のように伝播し暴露されたのかは不明です。

鼻腔ぬぐい液を採取したところ、ワクチン接種を受けた両親の鼻腔内ＩｇＧ抗体が有意に高いだけでなく、ワクチンを接種した親と同居生活している非接種の子供は、ワクチン接種した親と同居する小児に比べて、有意にSARS-CoV-2特異的ＩｇＧＳＡ抗体が検出されることが報告されています。この論文では、口腔／鼻腔内に存在する抗体はエアロゾル化される可能性があり、飛沫／エアロゾル化した抗体の交換が、家族や職場や集会場など密接した空間でも起こることが示唆されています[※4]（図表８）。

※４　Evidence for Aerosol Transfer of SARS-CoV2-specific Humoral Immunity / https://doi.org/10.1101/2022.04.28.22274443

親のワクチン接種が同居するワクチン未接種児の感染リスクを減らす効果があるのか、エアロゾルによる抗体の伝播が集団間での受動的免疫保護に寄与するのか、逆に免疫を獲得したはずの接種者からシェディング暴露によって、同じ空間にいるだけでも何らかの物質や情報の伝播が、個人の心身に不特定なダメージをきたすメカニズムが解明できるのか、接種者と未接種者が同居するような密接な社会においては、有害な揮発性物質の特定や受け手側の感覚受容器や代謝機構、心理的／精神的な感性など多角的な探究が必要と思われます。

近年、電磁波汚染（エレクトロスモッグ）や電磁波ストレス（ジオパシックストレス）による様々な不定愁訴の相談が増えていますが、今のところ電磁波障害（過敏症）と、心身の異常やターボ癌発症などを含むワクチン後遺症との関連は報告されていません。医科歯科の診療室や集中治療室・手術室はじめ、家庭や職場、交通機関や宿泊施設など、電磁界の暴露を受けやすい環境においては、携帯が可能なガンマプラス®やフリーエレクトロン®をご活用いただいています。

このように当院においては、化学物質過敏症だけでなく、電化住宅・電気自動車の普及や5Gなどの高速大容量通信網での電磁波過敏症対策を指導することが増えてきました。場合によっては前世（未来世）のカルマからの解脱や、憑依霊の除霊といった、特殊なアプローチが必要なケースが今後増えて来るのかもしれませんので、いずれのケースにおいても、ひとつの思考やプロセスに固執しないことが大切です。

最近ではワクチン・シェディングに悩む患者や医療従事者に配慮し、コロナワクチン接種後1か月以内の受診を控えるように掲示するクリニックや治療院も増えています。

それらの施設ではコロナに感染した場合は症状消失後4週間、濃厚接触者は最終接触日から2週間、コロナワクチン接種後は48時間献血できない期間が設けられていますが、さらには輸血用血液製剤の需要が急増するなか、ワクチン未接種献血者からの輸血を希望されたり、未接種男性からの精子提供を希望されるケースも増えています。

先に述べた通り、アメリカ疾病予防管理センター（CDC）では、「コロナワクチン未接種者を追跡する計画」を極秘会議で進め、NCHS（国立衛生統計センター）では、コロナワクチン未接種者に関するコード分類が2022年4月から施行されていると報じられていますが（EXPOSED: CDC's plot to track the unvaccinated）、今後はこのような「未接種者コード追跡」とは逆に、隔離されていた非接種者が、接種者を隔離・管理する側にまわる「逆転管理社会現象」が到来するのかもしれません。

歯科金属とコロナ／ワクチン後遺症

ワクチン・シェディングには、化学物質過敏症や電磁波過敏症を合併しているケースもあり、歯科金属をはじめとする有害重金属や有機化学物質・カンジダやクロストリジウムなどを適切にデトックスすることによって、これらのシェディングの訴えが改善されるケースもあります。

コロナ禍を契機に中高年層の歯科的な修復が増え、さらにワクチン接種を契機に高齢者がアマルガム等の歯科水銀をコンポジットレジンに置換することは、有害なエアロゾルによ

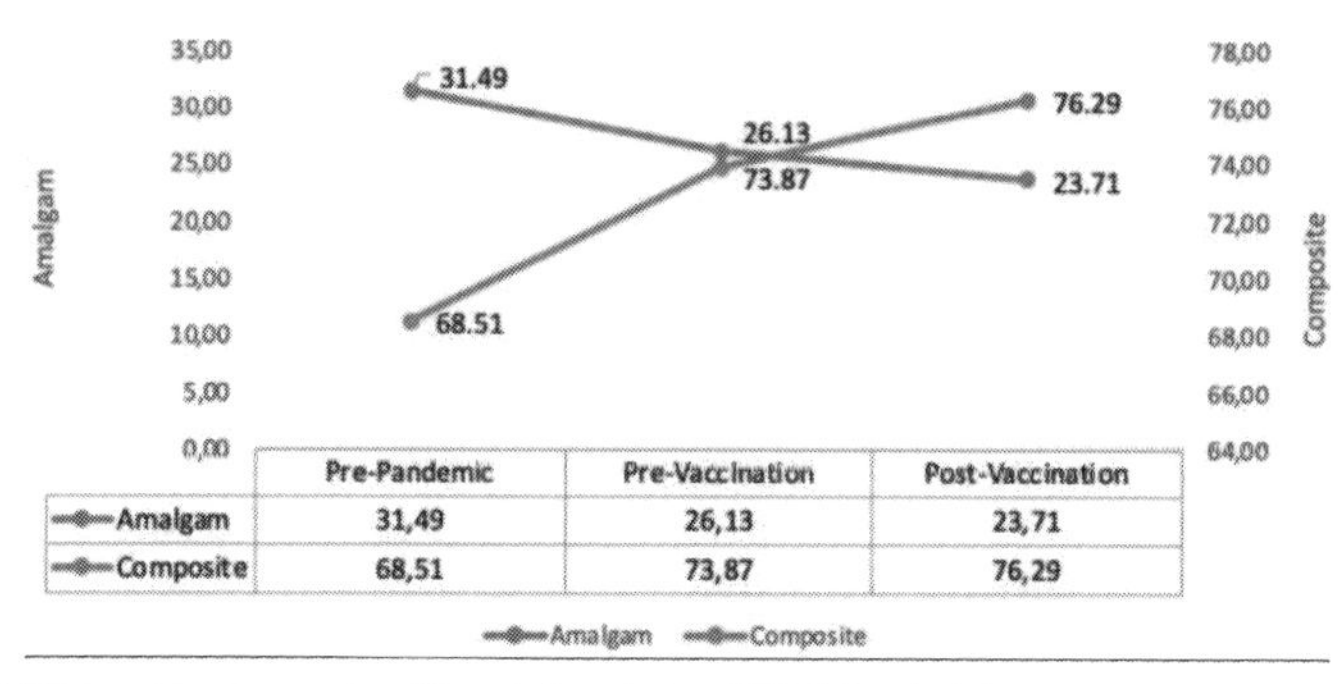

	Pre-Pandemic	Pre-Vaccination	Post-Vaccination
Amalgam	31,49	26,13	23,71
Composite	68,51	73,87	76,29

図表９：COVID −19パンデミックとワクチン接種前後の臼歯部アマルガム／コンポジットレジストレーションの軌跡
The Impact of the COVID-19 Pandemic and Vaccination on Dental Restorative Practices in the Geriatric Population/ Experimed 2022; 12(2): 61-5

る壊滅的なパンデミックの影響を相殺する有効な手段であることが報告されています（図表９）。

当院ではワクチン後遺症の相談で来院された方の83％（561人中456人）においては、高齢者を中心にアマルガムなどの歯科金属が入っており、躁鬱、不妊、側彎症、ぶどう膜炎、間質性尿路などの内分泌攪乱の懸念があるコンポジットレジン以外の金属置換の前後に、Mercury Tri-Test™にて血液・毛髪・尿中における各種水銀の形態を測定し、MerProtect® Protocolなどでアマルガムなどの金属解毒をサポートしております（図表10）。

　アルミニウムは土壌中に豊富に含まれており、消臭剤や制酸剤のほかワクチンのアジュバントとしても使用されています。アルミニウムの慢性中毒としては神経毒性のほか、自己免疫性疾患やウ

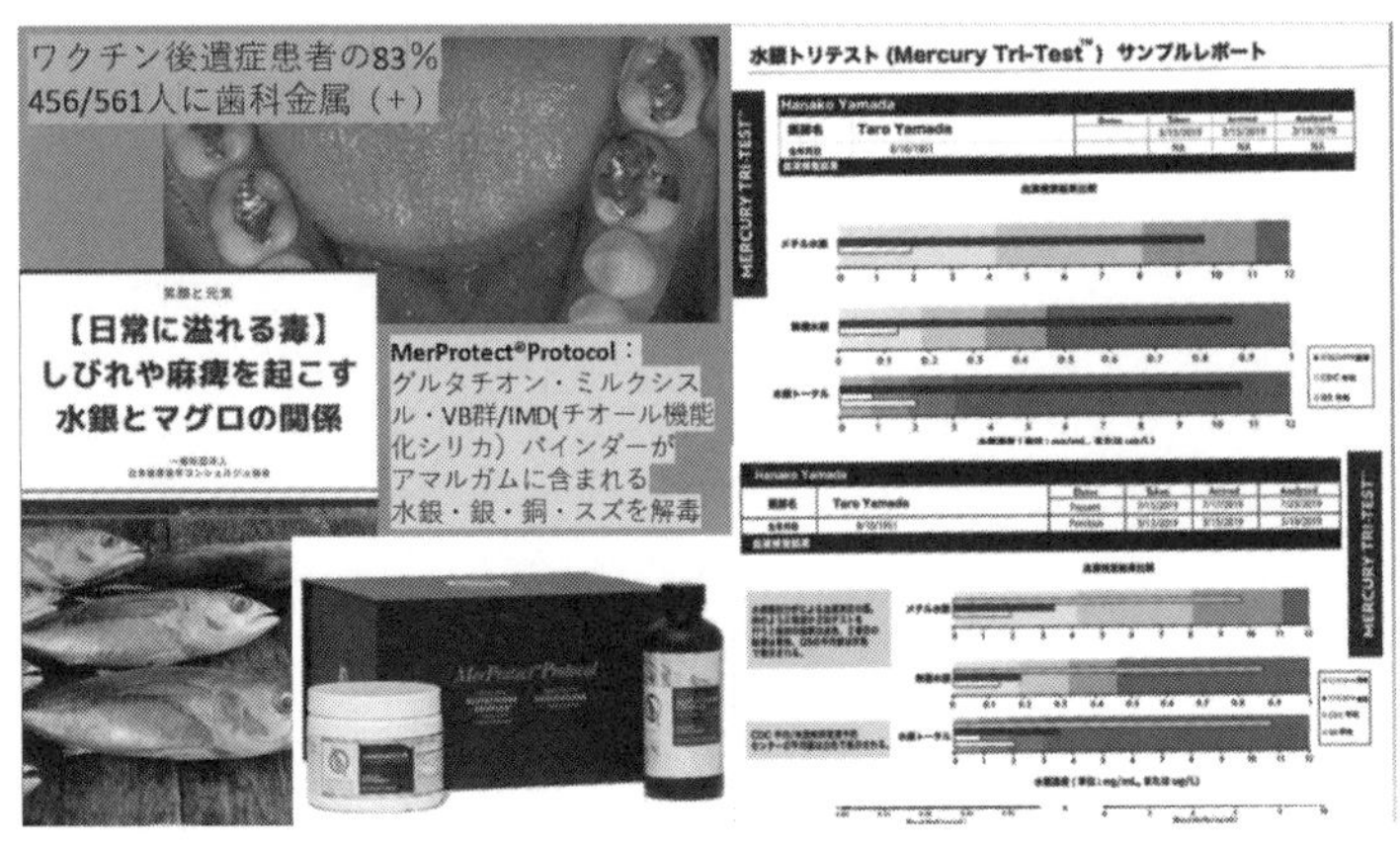

図表10：魚によるメチル水銀接種と、歯科アマルガムによる無機水銀測定とその解毒について（資料提供：株式会社サンシナジー）

イルス感染、線維筋痛症や貧血、自閉症スペクトラム障害、化学物質や電磁波過敏症などが報告されており、慢性毒性負荷のある有害元素や栄養素の末梢組織への蓄積を検出するには、分光光度計を利用したミネラル有害金属測定システムであるOligoScan®（So/Check：輸入代理店 セリスタ株式会社）などでスクリーニングすることが可能です。※5

アルミニウムの蓄積はシリカの取り込みを阻害します。機能的な安全性のエビデンスが豊富で細胞への浸透力や排出効果の高いAPA社珪素（ウモ濃縮溶液®）は、効率よくアルミニウムを排出することが日本珪素医療研究会などで報告されており、ワクチン接種などで蓄積したアルミニウムのデトックスには、これら珪素溶液の有効性が認められています。

ＩＭＤ腸内クレンズ®は、腸肝循環に捕捉された毒性金属の腸管排出とフリーラジカルの中和をする作用がある高純度シリカ担体を含み、ＥＤＴＡやグルタチオンとの併用にてメチル水銀やヒ素、カドミウム、銀などの金属デトックスに有効です。

有害金属デトックスの効果は、誘導結合プラズマ／質量分析法によるBlood Metal Panel®にて血中16元素の暴露レベルの不均衡を測定したり、Mercury Tri-Test™にて血液・尿・毛髪中の無機水銀をメチル水銀からの分離測定などで判定することが可能です。※6

※5　Mastering Chronic Disease/Jon Gamble（Karuna Publishing）

※6　『デトックスシステムの超革命 Dr.シェードのハイパー解毒メソッド 万病の元《重金属》排泄はこれでＯＫ！』（クリストファー・シェード、木村一相他／ヒカルランド）

ホモシステインの測定は、ＣＯＶＩＤ-19感染の重症度の潜在的な予測バイオマーカーであり、ラテン系集団におけるＭＴＨＦＲ６７７Ｔの対立遺伝子の有病率、およびＣＯＶＩＤ-19の発生率および死亡率は世界中の他集団より高く、Ｃ６７７Ｔとコロナウイルスによる死亡との間には比較的強い相関関係が報告されています。

COVID-19 spreading across world correlates with C677T allele of the methylenetetrahydrofolate reductase（MTHFR）gene prevalence/ J Clin Lab Anal. 2021 Jul;35(7)：e23798.

Dーダイマーやホモシステインは、ＣＯＶＩＤ－19患者の重症度や院内死亡、症状改善を早期に予測する有用なマーカーとされています。

D-dimer levels on admission to predict in-hospital mortality in patients with Covid-19/ Journal of thrombosis and Haemostasis®2020 19 April

Serum Homocysteine Level and Severity of Coronavirus Disease-2019（COVID-19）Rom J Intern Med / 2023 Jan 19

当院においては、ワクチン未接種群や、接種後後遺症を発症していない群に比べて、とりわけコロナウイルス既感染のワクチン後遺症群において、加齢や酸化ストレスによって増加するＡＧＥｓ（終末糖化産物）と相関のある血中のホモシステインやペントシジンなどの値が高く、いずれの群においても、Ｄ－ダイマーを含めた3つのマーカーは治療後に改善していくことがわかりました（図表11）。

ＤＮＡのメチル化はＣＯＶＩＤ－19の進行を調節する遺伝子の発現に影響を与え、ＣＯ

	ワクチン未接種 コロナ後遺症なし 基礎疾患なし n=29	ワクチン未接種・コロナ後遺症 n=188	ワクチン接種・後遺症なし・基礎疾患なし n=60	ワクチン後遺症（コロナ未感染） n=48	ワクチン後遺症（コロナ既感染） n=17
ホモシステイン 治療前 (5.1-11.7 nmol/mL)	6.9	14.6	15.1	18.7	20.1
ホモシステイン 治療後		9.4		13.3	14.9
ペントシジン 治療前 (0.00915-0.0431μg/Ml)	0.541	0.703	0.775	0.891	0.704
ペントシジン 治療後		0.640		0.773	0.652
D-ダイマー　治療前 (1.00μg/mL以下)	0.77	2.06	1.29	1.70	1.88
D-ダイマー 治療後		1.40		1.59	1.76

図表11：ワクチン接種に関連した各種凝固マーカーの推移（統合医療センター福田内科クリニック調べ）

VID-19パンデミック前の健康な状態に比較し急性呼吸不全では低メチル化に傾く一方で、COVID-19陽性者間での比較的悪い転帰では、高メチル化状態と関連していることが報告されています。

Blood DNA methylation and COVID-19 outcomes / Clin Epigenetics. 2021; 13: 118

コロナ／ワクチン後遺症においても、MTHFR遺伝子変異によるメチル化異常に対処するために、活性型葉酸である5-MTHF（L-5-メチルテトラヒドロ葉酸）に関連したメチル化サイクルと共に、NAD+サイクルの動態を把握することは重要です。

NAD+前駆体はメチルを吸収する作用があるため、メチル化促進化合物のみの不均衡な補

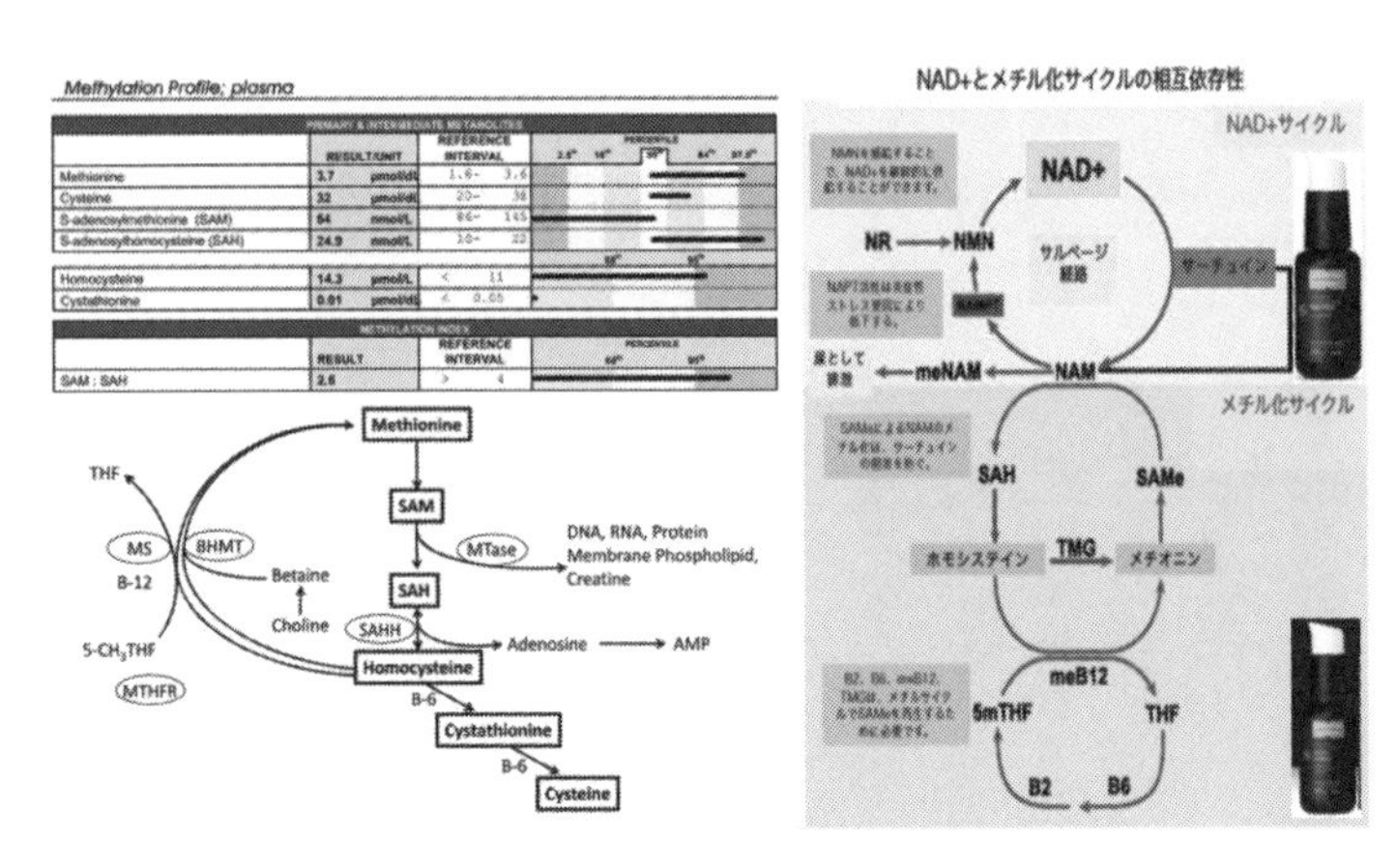
Methylation Profile; plasma

	RESULT/UNIT		REFERENCE INTERVAL
Methionine	3.7	µmol/dL	1.6– 3.6
Cysteine	32	µmol/dL	20– 38
S-adenosylmethionine (SAM)	64	nmol/L	86– 145
S-adenosylhomocysteine (SAH)	24.9	nmol/L	10– 22
Homocysteine	14.3	µmol/L	< 11
Cystathionine	0.01	µmol/dL	< 0.05

	RESULT	REFERENCE INTERVAL
SAM : SAH	2.6	> 4

図表12：（左図）メチレーションプロファイル検査／DOCTOR'S DATA INC（資料提供：株式会社デトックス）
（右図）NAD＋とメチル化サイクルの相互依存（資料提供：株式会社サンシナジー）

給だけではクラッシュしやすいメチル化サイクルと、NAD＋サイクルを同時に強化します。ミトコンドリア機能を修復し、細胞の再生を促すためには、ナノレベルでのリポソーマルビタミンB群やベタインに加えて、NMNやNAD＋を供給しサーチュインを活性化させ遺伝子発現を調整することが重要です（図表12）。

MAF（Macrophage Activating Factor）は、マクロファージを活性化させる物質の一つです。マクロファージは元々、全身に存在する細胞で、脳や皮膚・肺・腸内などの免疫機能を維持し、ウイルスや細菌、癌細胞を攻撃・分解・消化し、身体の修復と再生に関する重要な役割を果たしています。

戦火前のウクライナにおいて、COVID―

19感染症患者にMAFカプセルを投与したところ死亡率の低下と、酸素療法の必要性と期間の減少が認められたことが、医療法人再生未来の乾利夫理事長らによって報告されています。

MAFカプセルの健康長寿に関するテロメア長変化に及ぼす影響を解析した臨床研究においては、6か月間のMAF投与にて平均23・2％のテロメア伸長が確認され（投与前の平均0・99　6か月後の平均1・22：n＝161）、このうちCOVID−19ワクチン3回以上接種群でMAF投与6か月後に平均19・0％（投与前の平均1・00　6か月後の平均1・19：n＝5）のテロメア伸長に対し、ワクチン非投与群では投与6か月後に平均47・9％（投与前の平均1・211　6か月後の平均1・657：n＝4）と、非投与群に比べて有意なテロメアの伸長を認めました（医療法人再生未来・細胞培養センター／福田内科クリニック調べ）。

ワクチン接種回数が累積していくにしたがってテロメアがいかに変化し、さらに健康寿命延長を目的とした抗老化治療が、未接種群と比較してどのように変化していくのか、今後はターボ癌などの後遺症予防や治療の指標として、各種癌／免疫関連mRNAマーカーと共に、各種アンチエイジングmRNAマーカー（TAQ検査：株式会社東京未病センター）の経年的変化を追跡していく予定です。

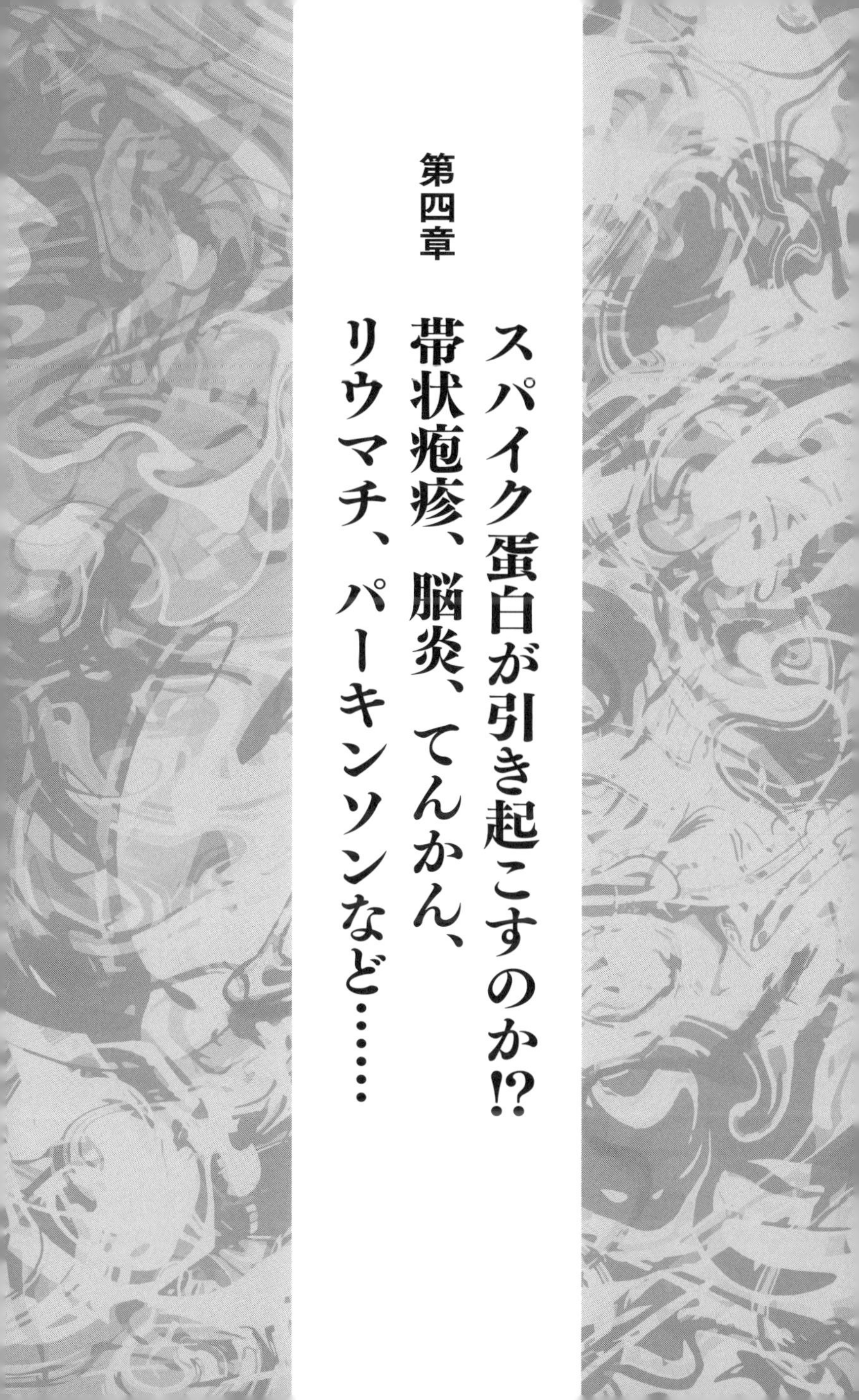

第四章

スパイク蛋白が引き起こすのか⁉
帯状疱疹、脳炎、てんかん、
リウマチ、パーキンソンなど……

「ワクチン後帯状疱疹」という新たなクライテリアの必要性

帯状疱疹とは、免疫力が低下した成人において、水痘・帯状疱疹ウイルス（ＶＺＶ）感染により紅斑と水疱の出現と神経節にそった痛みを伴う病気です。

高知大学の佐野栄紀（しげとし）特任教授らは、ｍＲＮＡ ＣＯＶＩＤ–19ワクチン（ファイザー社製、BNT162b）の初回接種から2週間後に発症した成人水痘が、3週間後の2回目接種に伴ってさらに増悪し、3か月間にわたって遷延した症例において、接種後の持続性水痘帯状疱疹ウイルス感染における皮疹病変部位を調べると、ＣＯＶＩＤ–19のＳＰ（スパイク蛋白）が検出されたことから、ワクチンの副作用としてｍＲＮＡがコードするスパイク蛋白が皮膚病態に関与している可能性が示唆されることを報告しました。

Persistent varicella zoster virus infection following mRNA COVID-19 vaccination was associated with the presence of encoded spike protein in the lesion/The Japanese Society for Cutaneous Immunology and Allergy/Case Study

佐野氏は、ｍＲＮＡ ＣＯＶＩＤ–19ワクチン接種は免疫系を乱すことで、持続的にＶＺ

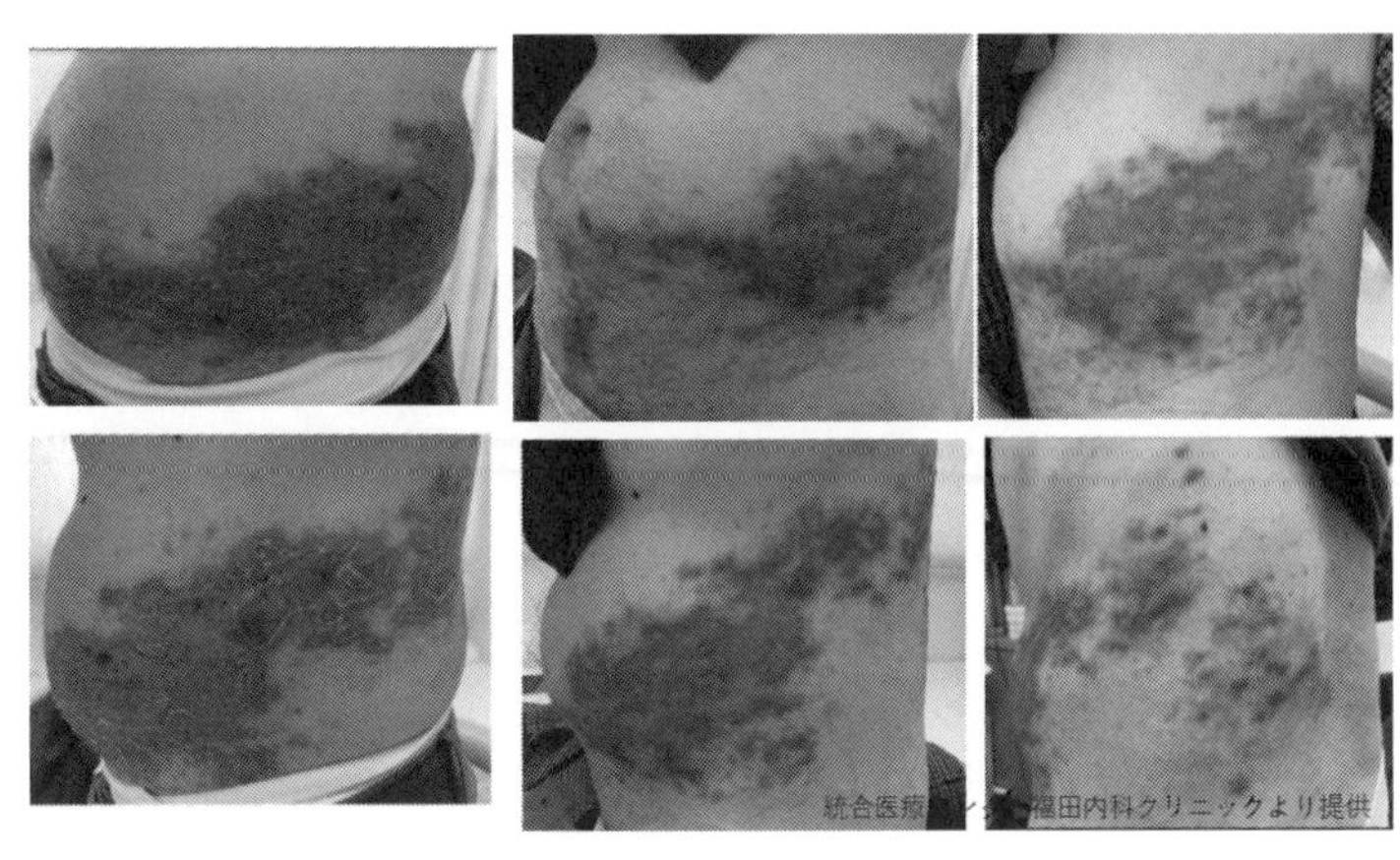

図表13：COVID-19ワクチン接種後の難治性帯状疱疹治癒症例（統合医療センター福田内科クリニックより提供）

Vの再活性化を誘導する可能性が、発現したスパイク蛋白が病原性の役割を果たしたかは不明ではあるが、論文中にあるCOVID-19mRNAワクチン接種後の帯状疱疹症例のように、水疱と共に有痛性の皮膚血管炎を伴う水痘帯状疱疹ヘルペス感染症において、3か月も症状が遷延持続することは非常にまれであると報告しています。

　コロナワクチン接種後の帯状疱疹において、数か月間、複数の専門医療機関において、抗ウイルス薬やステロイド治療を施すも、治療が難渋した後に、各種後遺症治療等にて改善した症例（図表13）などを当院では数例経験しております（詳細は「健康365」2023年5・6月号／いちばん社に掲載）。

新型コロナワクチン接種後の帯状疱疹症例を通じて、接種回数を重ねるほど皮膚症状や疼痛などの神経症状は難治性となり、コロナ感染を契機に皮疹や疼痛が突発することもわかりました。

最近ドイツでは、3回目のCOVID‐19mRNAワクチン接種3週間後に死亡した70代のパーキンソン病（PD）症例が報告されました。剖検の病理ではPDや全身性動脈硬化症の所見のほか、組織学的分析にて、多巣性壊死性脳炎と急性リンパ組織球性心筋炎と血管炎の所見が認められ、SARS-CoV-2抗原の免疫組織化学的検査にて、脳と心臓組織内ではスパイク蛋白のみが検出され、ヌクレオカプシド蛋白は検出されませんでした。ゆえに、スパイク蛋白の存在は、ウイルス感染ではなくワクチン接種によるものであり、遺伝子ベースでのCOVID‐19ワクチン接種による脳炎と心筋炎を示唆したケースと筆者は考察しています。[※7]

また、COVID‐19に対するmRNAワクチン接種（初回AstraZeneca、2回目Pfizer-BioNTech社製）してから4か月後に死亡した55歳の患者の事例における病理組織学的解析では、患者の心筋炎、動脈炎および急性心筋梗塞が自己免疫性疾患に起因することが強く示唆されています。

心臓組織でSARS-CoV-2ヌクレオカプシドがないにもかかわらず、SARS-CoV-2 Spike

蛋白が検出され、複数の部位で血栓形成を伴う血管炎と血管周囲炎の発生、炎症細胞による心筋への浸潤、細胞破壊や損傷が存在していることから、遺伝子ベースの初回ワクチン接種に対する免疫応答は、2回目のワクチン接種に対する免疫応答と比較して低いことから、初回の遺伝子ベクターベースワクチン同様に、mRNAベースワクチンのブースター接種に起因するものと考えられ、遺伝子組み換えワクチン接種後の過剰な免疫反応による有害事象の発生が示唆されています。[※8]

台湾では、2回目のモデルナワクチン接種後に脳炎とてんかん重積（じゅうせき）状態になるも、ステロイドパルス療法で無事回復された22歳の男性の症例が報告されています。[※9] この症例においては、CySEがワクチン関連後の神経学的有害事象に寄与している可能性があり、血清中のSARS-CoV-2 Spike S1ドメイン抗体増加と、CSF中のSARS-CoV-2 Spike S1ドメイン抗体の増加は、ワクチン由来のスパイク蛋白によって炎症反応が惹起（じゃっき）され、血液脳関門が破壊されることで、髄液への透過性が亢進（こうしん）すると考えられることから、ワクチン接種後に誘発された神経学的有害事象の可能性が示唆されています。

当院においても、ワクチン接種回数を重ねるごとにパーキンソン病や関節リウマチが進行しているにもかかわらず、複数の専門医療機関での標準治療が効きにくくなっていく症例を経験しています。帯状疱疹などの皮膚疾患や、関節リウマチなどの自己免疫疾患や、パーキンソン病などの神経筋疾患と診断されているケースにおいても、治療に難渋する場合は特に、コロナワクチン接種歴を考慮することは不可欠であり、今後は「ワクチン後帯状疱疹」、「ワクチン後リウマチ」、「ワクチン後パーキンソン」といった、従来とは異なる疾患概念での新たな診断基準や治療戦略の確立が急がれます。

※7　A Case Report: Multifocal Necrotizing Encephalitis and Myocarditis after BNT162b2 mRNA Vaccination against COVID-19 Vaccines 2022, 10, 1651. https://doi.org/10.3390/vaccines10101651 www.mdpi.com/journal/vaccines

※8　Case Report A Case Report: Acute Myocardial Infarction, Coronal Arteritis and Myocarditis after BNT162b2 mRNA Vaccination against Covid-19 Michael Mörz

※9　CASE REPORT COVID-19 vaccine-induced encephalitis and status epilepticus An International Journal of Medicine, 2022

ワクチン接種後ヤコブ病「ワクチン・ヤコブ」は急速進展型も!?

クロイツフェルト・ヤコブ病（Creutzfeldt-Jacob disease：ＣＪＤ）は、プリオン（prion）

という蛋白質性感染粒子によって引き起こされる脳組織の海綿状変性疾患で、ＣＯＶＩＤ−19ワクチンのスパイク蛋白が異常構造を有するプリオンとして中枢神経系に蓄積することによる、不可逆的な致死性の神経障害といわれています。

最近はヤコブ病だけでなく、プリオンによって引き起こされる死亡率が高い海綿状脳症としてのプリオン病は、アルツハイマー病・パーキンソン病など、多くの神経変性疾患とも考えられており、筋萎縮性側索硬化症（ＡＬＳ）もプリオン病の可能性が示唆される蛋白質性感染性粒子が特定されています（Weickenmeier ら２０１９年）。

また、SARS-CoV-2 の膜貫通スパイク蛋白が、ＭＡＤＣＯＷに関連したウシ・プリオンの GxxxG10個配列中5個の GxxxG モチーフ（uniprot.org/uniprot/P0DTC2）を含むことより、プリオン病につながるミスフォールディング（折りたたみミス）への危険なステップとして、スパイク蛋白がプリオンとして挙動する可能性が極めて高くなると考えられています。

Ｊ・バート・クラッセン（２０２１）らは、ｍＲＮＡワクチン中のスパイク蛋白は多くの既知の蛋白質と結合し、それらのミスフォールディングのプリオンに誘導する、潜在的能力によってプリオン様疾患が引き起こされる可能性があり、SARS-CoV-2 のスパイク蛋白の形態には他のコロナウイルスのスパイク蛋白には存在しないプリオン領域が存在することを報告しています（Tetz and Tetz ら2020年）。

ステファニー・セネフ、グレッグ・ナイらは、断片化したRNAから生成された非スパイク蛋白が、ミスフォールドするなど病的であるとは断定できないが、プリオン関連構造の変化を促進する細胞ストレスに寄与しているのではないかと考えています。[※10]

トルコのパムッカレ大学麻酔科集中治療室にて入院治療した、COVID-19ワクチン（CoronaVac）接種後に発症したヤコブ病患者が、進行性神経障害で死亡したことが報告[※11]されて以降、2021年にはフランスを中心とした欧州においてファイザー、モデルナ、アストラゼネカのワクチン接種直後数週間以内に発症したクロイツフェルト・ヤコブ病50例が報告され、そのうち26症例のコロナワクチン接種のクロイツフェルト・ヤコブ病を分析した報告が発表されました。[※12]

初発症状はCJDは、COVID-19「ワクチン」を注射してから平均11・38日後に出現し、26例のうち20例は死亡し、6例は（論文投稿時）生存。20人の死亡例は注射後わずか4・76か月で発生し、そのうち8例は突然死（平均2・5か月後に死亡）でした（その後25例は死亡）。

この論文ではファイザーとモデルナのmRNA注射のスパイクには、同じプリオン領域

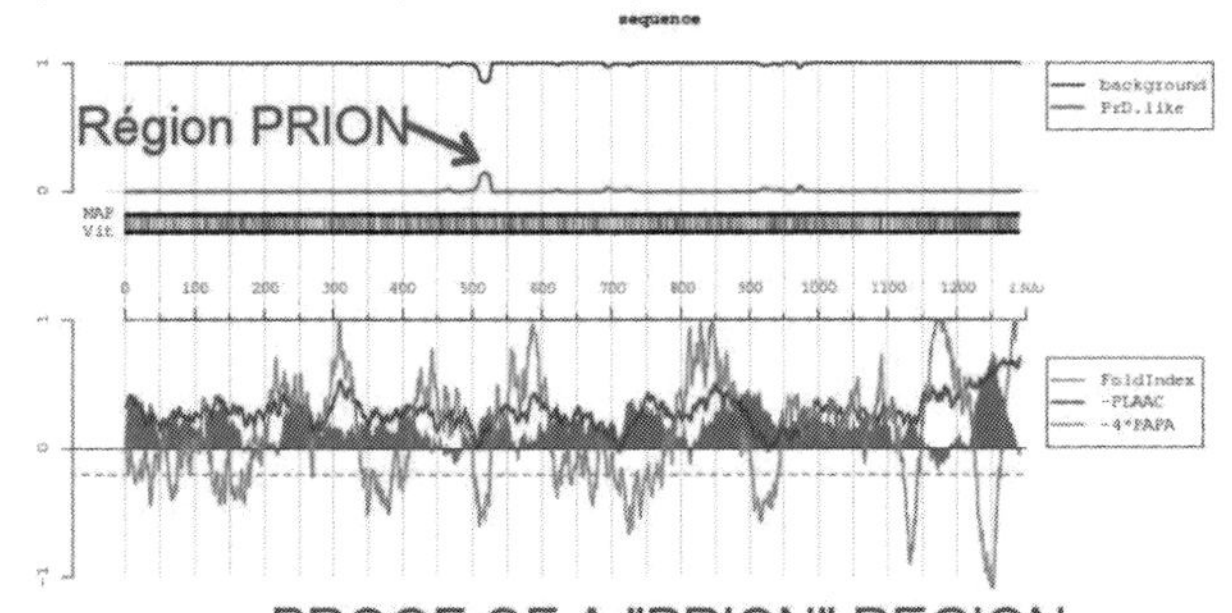

図表14：PLAAC ソフトウェアにより、両ワクチン Pfizer のスパイクのアミノ酸500付近にプリオン領域が存在することが示された

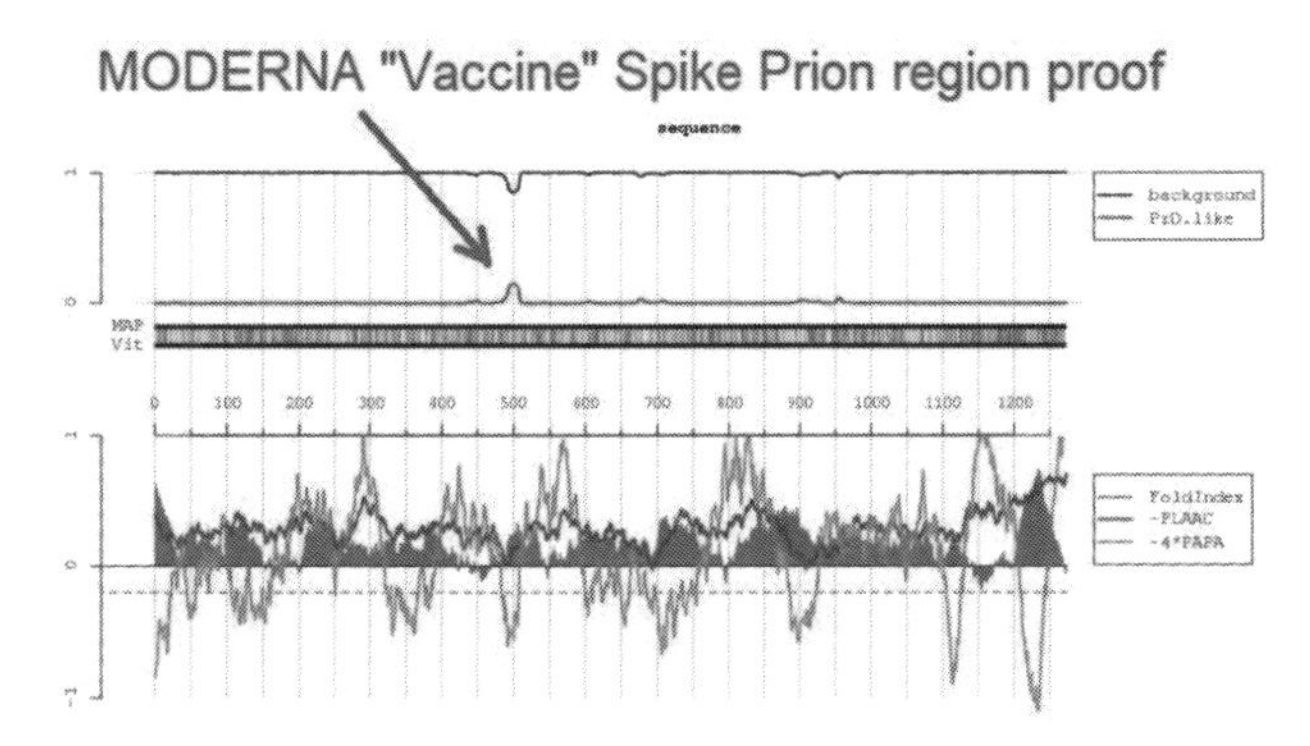

図表15：PLAAC ソフトウェアにより、両ワクチン Moderna のスパイクのアミノ酸500付近にプリオン領域が存在することが示された

が含まれ、他のSARS-CoV-2ワクチンも同様に、すべて武漢株のSARS-CoV-2のスパイク配列からつくられており、スパイク配列にはプリオン領域が含まれていることが証明されています（図表14・15）。

米国のワクチン有害事象報告制度（ＶＡＥＲＳ）に登録されたコロナワクチン接種後のＣＪＤ79症例の検討からも、古典的なＣＪＤは発症後数十年の経過で進行するのに対し、「超急性プリオン病」と呼ばれるワクチン接種後の新型ＣＪＤ（ワクチン・ヤコブ）は、従来型とは根本的に異なる性質を有し、より病状の進展が速いことが示唆されています[※12]。

ワクチン接種後の肝炎においては、ＭＨＣテラトーマを用いた末梢血や肝臓組織中にスパイク蛋白に特異的な細胞障害性Ｔ細胞を検出することが提唱されています。

ＣＪＤにみられる「Ｇ４プリオノイド」は、神経機能障害を引き起こし、アルツハイマー病やパーキンソン病などの神経変性疾患にも関与していることが、塩田倫史氏らによって報告されています。これらの「プリオノイド病」に対してFMRpolyG産生を制御する「5-アミノレブリン酸」による改善効果が期待されています。

※10　Worse Than the Disease? Reviewing Some Possible Unintended Consequences of the mRNA Vaccines Against COVID-19/ International Journal of Vaccine Therapy, Practice, and Research2(1) May 10,2021

※11　Creutzfeldt-Jakob Disease After the COVID-19 Vaccination December 2021 Turkish Journal of Intensive Care 20(1)

※12　Towards the emergence of a new form of the neurodegenerative Creutzfeldt-Jakob disease: Twenty six cases of CJD declared a few days after a COVID-19 vaccine Jab September 2022 DOI:10.5281/zenodo.6641999 Project: SARS-COV2 RIGINS VACCINES and VARIANTS

ワクチン・ヤコブの会から学ぶ現代医療の問題点

２０２２年11月20日に1回目の「ヤコブ病患者・家族の会（ヤコブの会）」オンライン会議が開催されました。２０２３年1月時点でわが国では、ワクチン接種後にヤコブ病と確定診断された患者15人のうち、４名の患者がお亡くなりになられ、ご遺族の意向のもとで剖検されワクチンとの因果関係などについて原因を究明中です。

ヤコブ病だけでなく、ワクチンに関連した筋痛性脳脊髄炎／慢性疲労症候群（ＭＥ／ＣＳＦ）や、急性散在性脳脊髄炎（ＡＤＥＭ）などの自己免疫性疾患においても、発症直後の髄液細胞検査による迅速な診断と同時に、早期の治療介入が求められています。

ワクチン・ヤコブにかかわらず、脳炎などでの意識障害の進行で意思疎通できなくなる状態にまで進展すると、家族などによる介護が疎遠になりがちで、なかには後遺症に独り悶（もだ）え苦しみ、人知れず逝かれる方もおられます。

指談などでの十分な意思疎通が取れない、遷延性の意識障害の患者において、近親者やパートナーに見守られ・看取られる方は、まだ幸せなのかもしれません。

ワクチン・ヤコブの会では、ワクチン非接種・接種で、それぞれヤコブと診断されたご家族、ＡＩ（死亡時画像診断）も病理解剖もされず無念にも亡くなられたご遺族、病状が進行しているのにもかかわらず入院中は経腸栄養管理や抗てんかん薬などの対症療法のみで、退院後の先進的な訪問診療に向けて施設／在宅介護へスムーズに移行できないなど、ワクチン後遺症を通じて現代の様々な病診連携問題が浮き彫りになりました。

２０２２年はワクチン接種後のヤコブ病の登録患者が例年に比べて少ない（２０２１年１７９件、２０２２年１６６件）ことから、ワクチン接種とヤコブ病発症の因果関係に否定的な意見もありますが、「ワクチン・ヤコブ」で家族が亡くなられたご遺族や、何もなされないまま進行していく患者を見守っているご家族の心情を、常に想いやる気持ちは大切です。

今後は「ワクチン後帯状疱疹」「ワクチン後リウマチ」のごとく、「ワクチン接種後ヤコブ病（ワクチン・ヤコブ）」という新たなクライテリアの確立と治療戦略が急務です。

当院では、いわゆる「ワクチン・ヤコブ」患者の在宅診療や指談によるコミュニケーション訓練、ご家族や介護者のオンライン相談をさせていただいております。映画「ロレンツォのオイル／命の詩（うた）」にも描かれているように、専門家の権威や診断学に安住するだけでなく、目の前の患者それぞれにしかない答えを、家族と共に探求し続ける姿勢が治療家には必要だと思います。

第二部

コロナワクチン後遺症と真摯に向き合う！

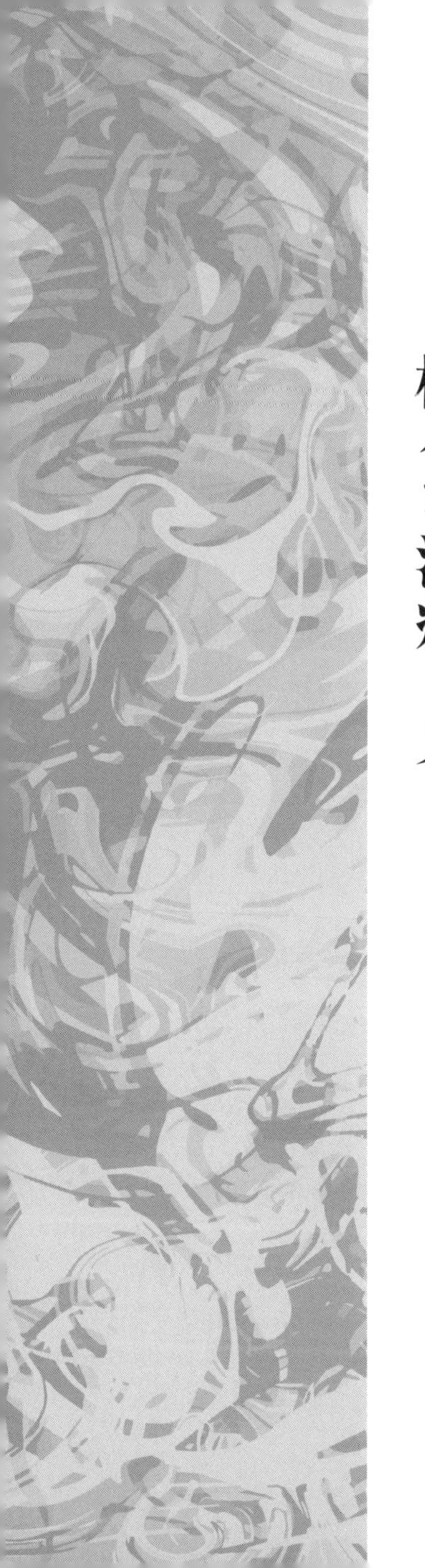

第五章

コロナ／ワクチン後遺症における様々な治療リスト

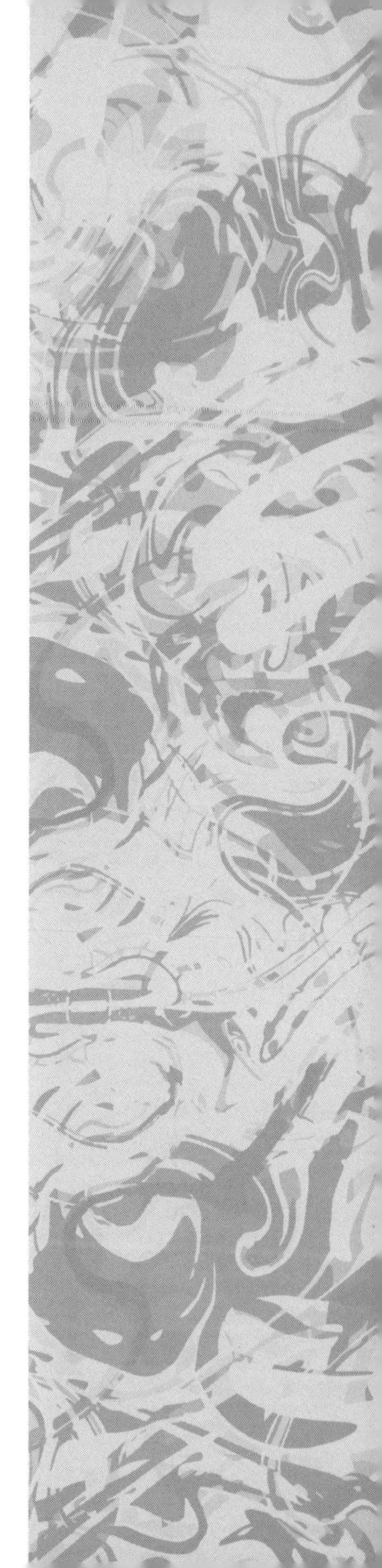

後遺症プロトコルを全公開！

米国のＣＤＣ、ＮＩＨ、ＦＤＡなどはワクチン後遺症を認めておらず、ＩＣＤにおいては「コロナ後遺症」の診断名コードは存在するもの、ワクチン後遺症に関しては診断名コードは存在しません。

２０２２年３月にポール・Ｅ・マリク、ピエール・コリーら、米国の救急救命医師やクリティカルケアスペシャリストによって設立されたＦＬＣＣＣ（Front Line COVID-19 Critical Care Alliance）は、ＣＯＶＩＤ-19の予防と治療を支援する非営利団体組織です。この団体では最新の科学、データ、および臨床観察に基づいたプロトコルの確立により、

コロナ/ワクチン後遺症に対する治療

漢方・鍼灸・整体・気導術・ホメオパシー・アーユルヴェーダ
心理療法（認知行動療法・催眠療法など）
リハビリテーション（呼吸器/運動器など）
食事療法（ファスティング）/栄養療法/サプリメント（ビタミンB群/C/D・亜鉛・マグネシウム・シリカ・セレン・ヘム鉄・DHA/EPA・CoQ10・タウリン・メラトニン・TwendeeX・Mtcontrol ゲルマニウム・5-ALA・Taxiforin・Mガード・ロスマリン酸・アルテミシン・ナルトレキソン・ケルセフィット・NAD+・MDα ・CBD

キレーション/解毒療法（DMSA・EDTA・グルタチオン・ミルクシスル・IMD腸内クレンズ）
ビタミンC（高濃度点滴・リポゾーマル経口）グルタチオ（点滴・リポゾーマル経口）
QUINTON（点鼻・吸入・内服・点滴・皮下/筋肉/関節注射） 上咽頭擦過洗浄（EAT）
GcMAF（注射・経口）PlaqX Forte（点滴・経口） プラセンタ（経口・点滴）
血液オゾン療法/バイオフォトセラピー/Rasha/フォトンビーム
体外環境/腸内環境改善（Bowel Nosods・消化酵素・抗菌・植菌・粘膜再生）
水素療法（経口・入浴・吸入）ラドン（入浴吸入 ） NMN（リポゾーマル経口・点滴）
幹細胞療法・エクソソーム療法（点滴）・5-デアザフラビン

図表16：コロナ／ワクチン後遺症に対する治療（統合医療センター福田内科クリニックより提供）

究明や健康の改善を目指した独自の予防・早期の治療プロトコルを開発し、ＣＯＶＩＤ－19感染後症候群（ＬＨＣＳ）やワクチン接種後症候群に対する最前線の予防や治療を提唱しております（図表16）。

当院では、ＦＬＣＣＣ設立以前から独自に、コロナ／ワクチン後遺症治療に対するプロトコルを公表してきましたが、わが国で独自に開発された養生法や治療戦略以外は、ＦＬＣＣＣのプロトコルと多くの共通点がみられています。

しかしこれらのプロトコルは万能ではなく、すべての患者に適用できるものではありませんので、ひとつのプロトコルを盲信しすぎず、参考にする程度で、治療家は個々の患者の病状に応じた独自のプロトコルを確立し検証していくことが大切だと思います。

その１　イベルメクチンはワクチン接種後副反応予防・ワクチン後遺症改善にも有効

イベルメクチン（ＩＶＭ）は、ＦＬＣＣＣの感染予防および早期の一時治療として、毎日の完結的なファスティングの次に、ファーストラインのプロトコルとして推奨されております。

また、ＦＬＣＣＣではコロナ後遺症（Long Covid）・ワクチン後遺症（Post-Vaccine Injury）に対しても、イベルメクチンによる治療プロトコルが提唱されております。

イベルメクチンのドッキング部位は、ウイルスのスパイクとＡＣＥ２受容体の間にあり、スパイクのヒト細胞膜への接着を妨害している可能性があります。さらにイベルメクチンは、ウイルスのスパイク蛋白だけでなく、ヒト細胞表面受容体であるＡＣＥ－２およびＴＭＰＲＳＳ２とも高い結合親和性を示し、ウイルスの宿主細胞への侵入を阻害する可能性があることが報告されています。

SARS-CoV-2抗原の免疫組織化学的検査など遺伝子ベースで、SARS-CoV-2感染によるヌクレオカプシド蛋白の阻止だけでなく、ワクチン接種によるスパイク蛋白に対してイベルメクチンが宿主細胞へのスパイク蛋白の細胞内侵入阻害を示唆する、すなわち、ウイルス感染ではなくワクチン接種によるスパイク蛋白が、イベルメクチンによって阻止されたという報告はまだありません。

Ivermectin Docks to the SARS-CoV-2 Spike Receptor-binding Domain Attached to ACE2 / in vivo 34: 3023-3026（2020）

The binding mechanism of ivermectin and levosalbutamol with spikeprotein of SARS-CoV-2 /Structural Chemistry（2021）32:1985–1992

Molecular Docking Reveals Ivermectin and Remdesivir as Potential Repurposed Drugs Against SARS-CoV-2/J Front. Microbiol., 25 January 2021

最近ＩＶＭでは、SARS-CoV-2によって誘導されるスパイク蛋白誘発性赤血球凝集、および他の血球および内皮細胞へのウイルス付着がＣＯＶＩＤ-19の罹患率の鍵となる可能性が示唆されています。スパイク蛋白誘発性赤血球凝集反応（ＨＡ）阻害は、SARS-CoV-2スパイク蛋白グリカンサイトに強く結合し、このスパイク蛋白上の複数の糖鎖部位に強く結合する大環状ラクトンＩＶＭは、スパイク蛋白の前にＲＢＣに添加すると赤血球凝集反応（ＨＡ）をブロックし、後に添加するとＨＡを逆転させることから、ＩＶＭまたは他の競合糖鎖結合剤はＣＯＶＩＤ-19治療薬の選択肢の一つであり、さらにＩＶＭはスパイク蛋白を産生抗原として使用するＣＯＶＩＤ-19 ｍＲＮＡワクチンに関連するまれな重篤な副反応（ＡＥ）の解明に役立つ可能性が示唆されています。

SARS-CoV-2 Spike Protein Induces Hemagglutination: Implications for COVID-19 Morbidities and Therapeutics and for Vaccine Adverse Effects / Int. J. Mol. Sci. 2022, 23（24), 15480

S−1部位の変異数が多くなるにつれてスパイク蛋白表面上の＋荷電が多くなり、赤血球表面の＋荷電と引き合って結果的に赤血球の凝集が起きることから、スパイク蛋白を介して身体中に微小血栓が出現する可能性が示唆されています。

北里大学北里研究所COVID−19対策北里プロジェクト代表の花木秀明教授は、「スパイク蛋白とイベルメクチンが電気的に結合するために、赤血球が結合できなくなっていて、IVMがコロナワクチンによるスパイク蛋白にも結合して微小血栓を阻止できれば、ワクチン後遺症治療にも寄与できるのでは」と考えています。

当院では、主にCOVID−19感染症の超早期からイベルメクチンの内服をお勧めしていますが、やむにやまれずワクチンを接種されるケースにおいても、接種前にイベルメクチンを内服することによって、発熱、注射部位の発赤・疼痛、倦怠感やアナフィラキシーなど短期副反応の発症が軽減されることがわかりました。

またイベルメクチンはコロナ後遺症に対する治療薬としてだけでなく、多彩なワクチン後遺症においても効果がみられております（写真1：イベルメクチン等による全脱毛の改善症例）。

イベルメクチンを内服することで倦怠感や脱毛はじめ、視力・聴力・嗅覚／味覚障害・四肢の知覚異常や疼痛などの後遺症が、早期に改善されたケースもあります。

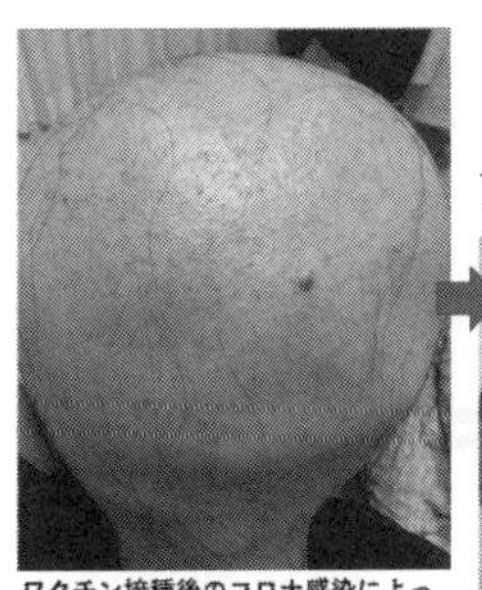

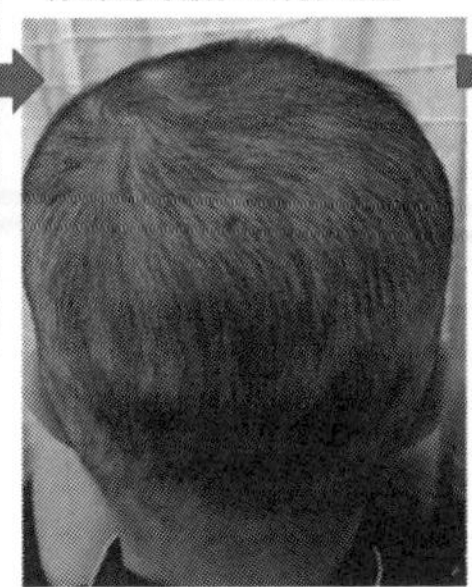

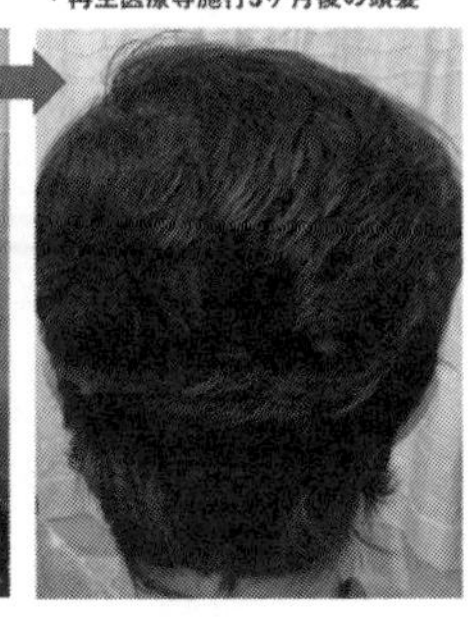

写真１：ワクチン→コロナ後遺症による Twendee X®、イベルメクチン、HFR®、MD α® での全脱毛の改善症例

最近では上咽頭洗浄液にイベルメクチンを加えた「イベルＥＡＴ」によるＢスポット治療によって、コロナ／ワクチン後遺症による各種の病巣感染（focal infection）症状を効果的に抑えることがわかりました。

当院で２０２２年12月までの１年半において、初期治療後３か月以内のコロナ後遺症とワクチン後遺症発症を比較したところ、イベルメクチンを、超早期（症状発症24時間以内）のコロナ感染症に単独投与群では、解熱鎮痛剤単独投与群、漢方エキス剤投与、アジスロマイシン／クラリスロマイシンの単独投与群に比べて、発熱・全身／咽頭痛・咳嗽などの症状改善日数が短く、さらにそれぞれの治療にイベルメクチンを併用することによって、症状持続期間が短縮することがわかりました。

コロナ後遺症においては、
安静・隔離のみの無治療群において、２１２人中34人（16・０％）
解熱・鎮痛剤の単独処方群において、３９０人中71人（18・２％）
イベルメクチン（ＩＶＭ）単独投与群において、59人中７人（11・８％）
各種漢方エキス剤単独投与群において、１８９人中28人（14・８％）
ラゲブリオ®（Molnupiravir）単独投与群において、17人中２人（11・８％）
ＩＶＭ＋ＡＺＭ／ＣＡＭの併用投与群において、27人中３人（11・１％）
に後遺症発症が認められました。
一方でワクチン後遺症（ワクチン→コロナ後遺症も含む）においては、
安静・隔離のみの無治療群において、１８７人中36人（19・２％）
解熱・鎮痛剤の単独処方群において、２８６人中65人（22・７％）
イベルメクチン（ＩＶＭ）単独投与群において、94人中13人（13・８％）
各種漢方エキス剤単独投与群において、１７５人中29人（16・６％）
ラゲブリオ®（Molnupiravir）単独投与群において、29人中４人（13・８％）
ＩＶＭ＋ＡＺＭ／ＣＡＭの併用投与群において、19人中２人（10・５％）
に後遺症発症が認められました（図表17）。

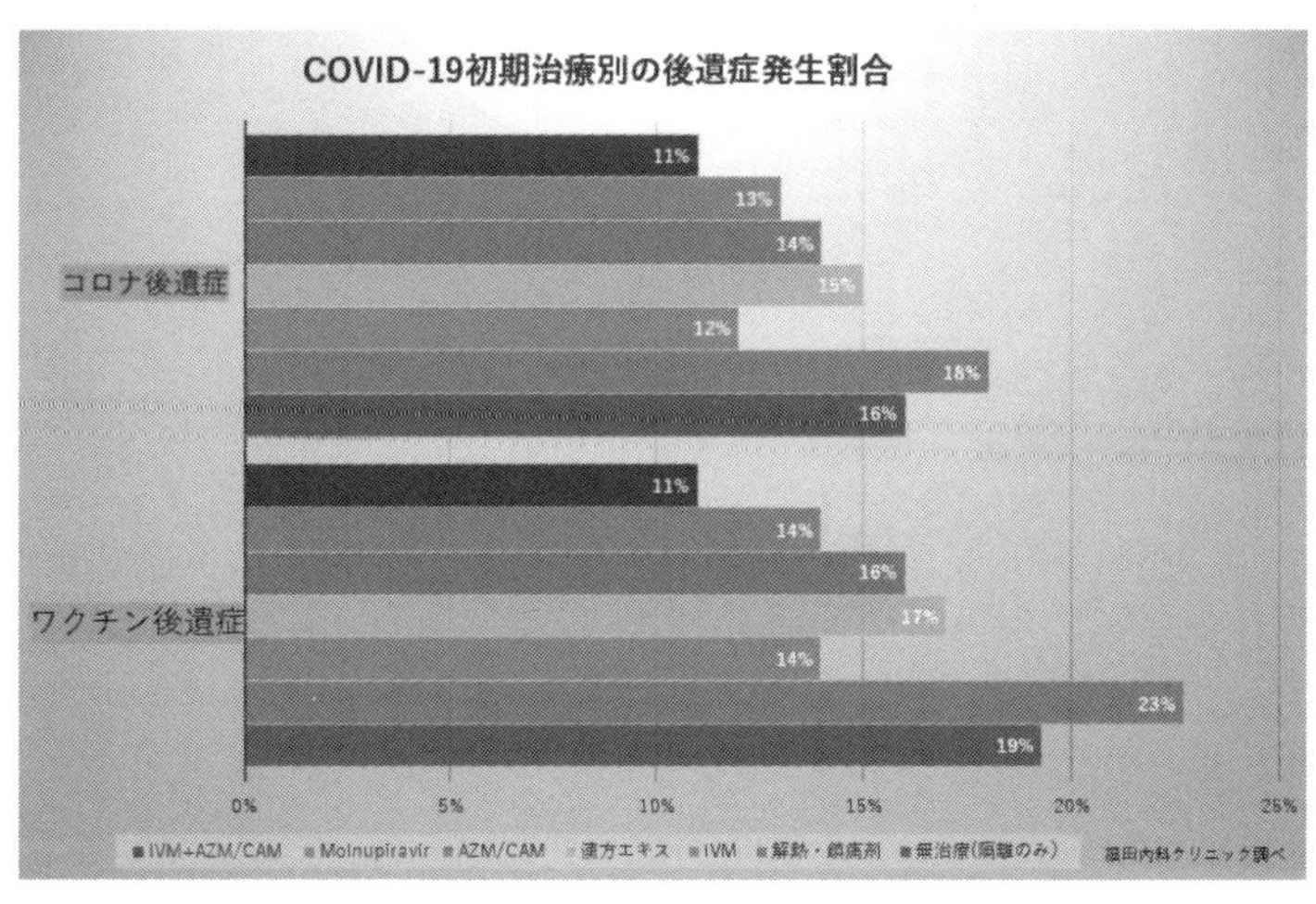

図表17：初期治療後３か月以内のコロナ後遺症とワクチン後遺症発症状況

前医では、無治療／安静・隔離や、解熱・鎮痛剤または、鎮咳・去痰剤の処方が多い一方で、当院の外来診療では各種症状の進行・改善状況によって個別治療しており、ＩＶＭにＡＺＭ／ＣＡＭや漢方（エキス剤または煎じ刻み生薬）や、ホメオパシーのレメディ、ラゲブリオ®などの抗ウイルス剤、ステロイド剤（内服・注射・吸入）などを併用することもあります。

ラゲブリオ®はイベルメクチン同様に、感染症早期の投与が発熱・咽頭痛・湿性咳嗽などの症状発現や持続期間を短縮すると同様に、続発する後遺症を抑えることがわかりました。イベルメクチンは小児においても副作用の懸念なく投与できるのに対して、ラゲブリオ®

は適応年齢や重症化リスク因子制限があるほか、嘔吐・下痢などの消化器症状や蕁麻疹・アナフィラキシーをきたしやすいため、感染症超早期の投与には十分な注意が必要と思われます。

発熱外来を掲げる臨床医は特に、コロナ感染症を「ただの風邪だから、寝ていればすぐ治る」などと決して侮らず、超急性期やリハビリ期においては、迅速で的確な個別対応が求められます。これら（図表17）の臨床データから、安静・隔離のみや解熱・鎮痛剤など対症療法のみの「放置医療」が、コロナ／ワクチン後遺症を助長している可能性があり、予防医療の介入や入院治療後のフォローアップと共に、個々の患者に応じた適切な初期治療が今後も求められて来ると思います。

その2　抗酸化配合剤 Twendee X®の効果について

岐阜大学・科学研究基盤センター／ルイ・パストゥール医学研究センター・抗酸化研究室の犬房（いぬふさ）春彦先生は、かねてから認知症とエイジング予防には禁煙・禁酒・糖質制限・適度な運動や Twendee X®（配合材料名称：Twendee X、現商品名：オキシカット）など、エビデンスのある抗酸化サプリメントの接種によって、酸化ストレスイベントを避けることの重要性を強調しておられましたが、ワクチン後遺症においても同様に、度重なる酸化ストレスで全身に炎症が起こっているのではないかと仮定しています。

同剤は8種類（L-グルタミン、ビタミンC、L-システイン、コエンザイムQ10、コハク酸、フマル酸ビタミンB2、ナイアシン）の抗酸化成分から構成されている配合剤です。

当院でも、コロナ禍以前の数年前から認知症の患者などにおいて、Twendee X®をお勧めしておりました。現在は、COVID-19感染予防や初期感染症に対してだけでなく、コロナ／ワクチン後遺症においても、特にビタミン剤などの複数の抗酸化サプリメントの摂取が困難な方や従来の治療において諸症状の改善が困難な方において、Twendee X®の内服をお勧めしています。

Twendee X®は軽症認知障害のための臨床上の有益性が報告されており、マウスでの実験において脳梗塞のダメージを軽減する効果や、脳の炎症と酸化ストレスを下げる効果、アミロイドβ沈着を抑制する効果も報告されています。さらに人において、Twendee X®がアルツハイマー病をきたしやすい軽度認知障害（MCI）における認知機能改善に有益であることが報告されています。

Clinical Benefits of Antioxidative Supplement Twendee X for Mild Cognitive Impairment: A Multicenter, Randomized, Double-Blind, and Placebo-Controlled

Prospective Interventional Study　/ J Alzheimers Dis. 2019;71(3)

ワクチン後遺症患者に対しTwendee X®を4週間内服した調査では、倦怠感・頭痛・ブレインフォグをはじめとする代表的なワクチン副反応（後遺症）に対して有意な改善が認められたことが報告されています（ワクチン後遺症抗酸化治療論文アンケート調査オンラインジャーナル Brain Supplement 日本脳サプリメント学会雑誌）（図表18）。

筋痛性脳脊髄炎／慢性疲労症候群（ME／CSF）においては、脳内の神経炎症が慢性疲労の症状と相関することが解明されております。Twendee X®の抗酸化成分にパントテン酸チアミン（VB$_1$）、ピリドキサミン（VB$_6$）、葉酸、ビオチン、ビタミンB$_{12}$、ラクトフェリンのMtcontrol成分を追加し抗酸化力が150％アップしたTwendee Mtcontrol®を投与したアンケート結果では、倦怠感・筋肉痛・関節痛・睡眠障害・記憶力／集中力低下・頭痛などの慢性疲労症候群の諸症状に対して、有意な改善がみられています（図表19）。

当院においても、全身倦怠感／易疲労性・呼吸困難感・胸部苦悶（胸痛・心悸亢進）・味覚／嗅覚障害・睡眠時無呼吸症候群やブラキシズムを伴う睡眠障害・ブレインフォグ（記憶力／集中力低下）・頭痛／頭重感（ずじゅうかん）のほか、脱毛・咽喉頭異常／嗄声（させい）や嚥下（えんげ）困難、上下

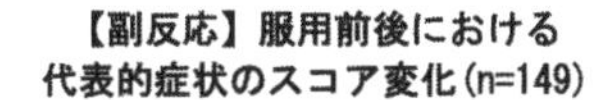

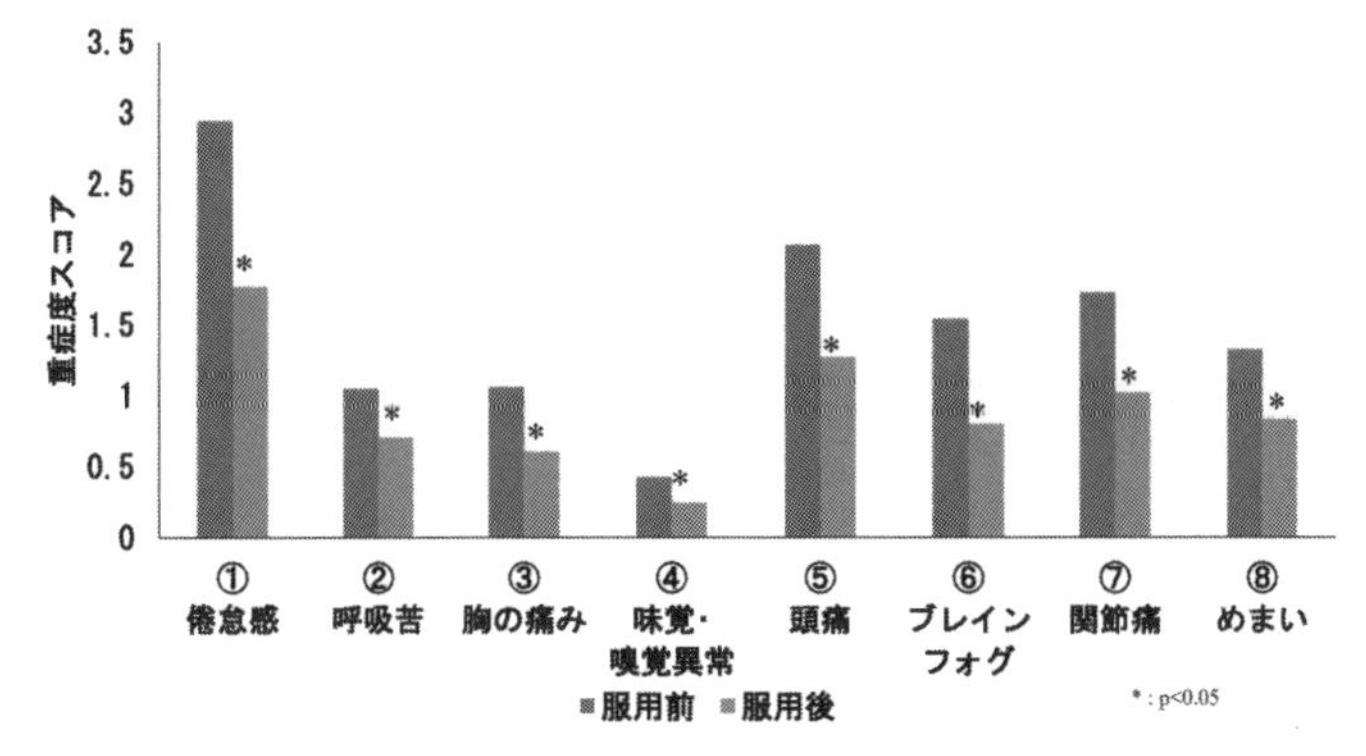

2021/9/2～10/18集計分　ワクチン副反応：無償提供アンケート結果まとめ（n=149）

図表18：岐阜大学・科学研究基盤センター・共同研究講座・抗酸化研究部門 公益財団法人 ルイ・パストゥール医学研究センター・抗酸化研究室：犬房春彦先生より資料ご提供

Twendee Mtcontrol 慢性疲労症候群アンケート結果
各症状スコア平均値比較

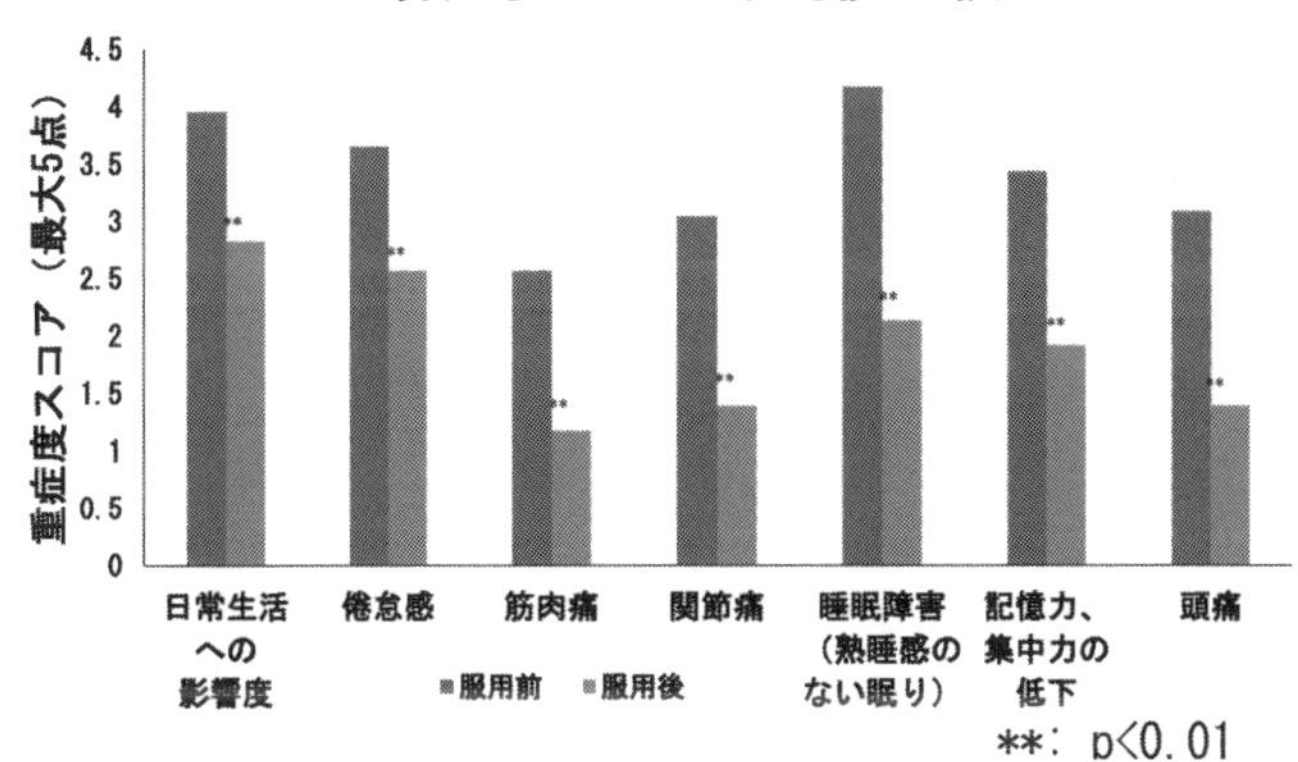

Twendee Mtcontrol（慢性疲労症候群）無償提供アンケート 服用期間：2021年9月17日（金）～ 2021年11月18日（木）

図表19：岐阜大学・科学研究基盤センター・共同研究講座・抗酸化研究部門 公益財団法人 ルイ・パストゥール医学研究センター・抗酸化研究室：犬房春彦先生より資料ご提供

肢の痺れ（異常感覚）や歩行障害などのワクチン副反応および後遺症に対して、Twendee X®およびTwendee Mtcontrol®の臨床効果が認められています。

その3　EAT（上咽頭擦過療法）の効果

Bスポット療法（「B」はBiinku：鼻咽腔の頭文字）は、東京医科歯科大学の堀口申作名誉教授が考案された治療法で、通常は殺菌・抗炎症効果のある塩化亜鉛溶液で上咽頭を洗浄する治療です。EAT：Epipharyngeal Abrasive Therapy（上咽頭洗浄擦過療法）は、日本病巣疾患研究会が提唱するBスポットの新名称です。

これまで100例以上のワクチン後遺症に対してEATを施行され、ワクチン接種で悪化した50例以上のIgA腎症の診察をされて来た日本病巣疾患研究会理事長の堀田修先生は、「ワクチン接種で形成されたスパイク蛋白が、血管内皮細胞の障害やマクロファージの活性化を介して子宮体血管炎が悪化するのでは」と推察されています。さらに、コロナ後遺症はCOVID-19感染の重要性から付加価値につながり受け入れやすいが、HPVワクチン同様に機能性身体症状としてコロナワクチン後遺症の認知はハードルが高いため、EAT症例におけるEBM（VBM）集積を期待しておられます。

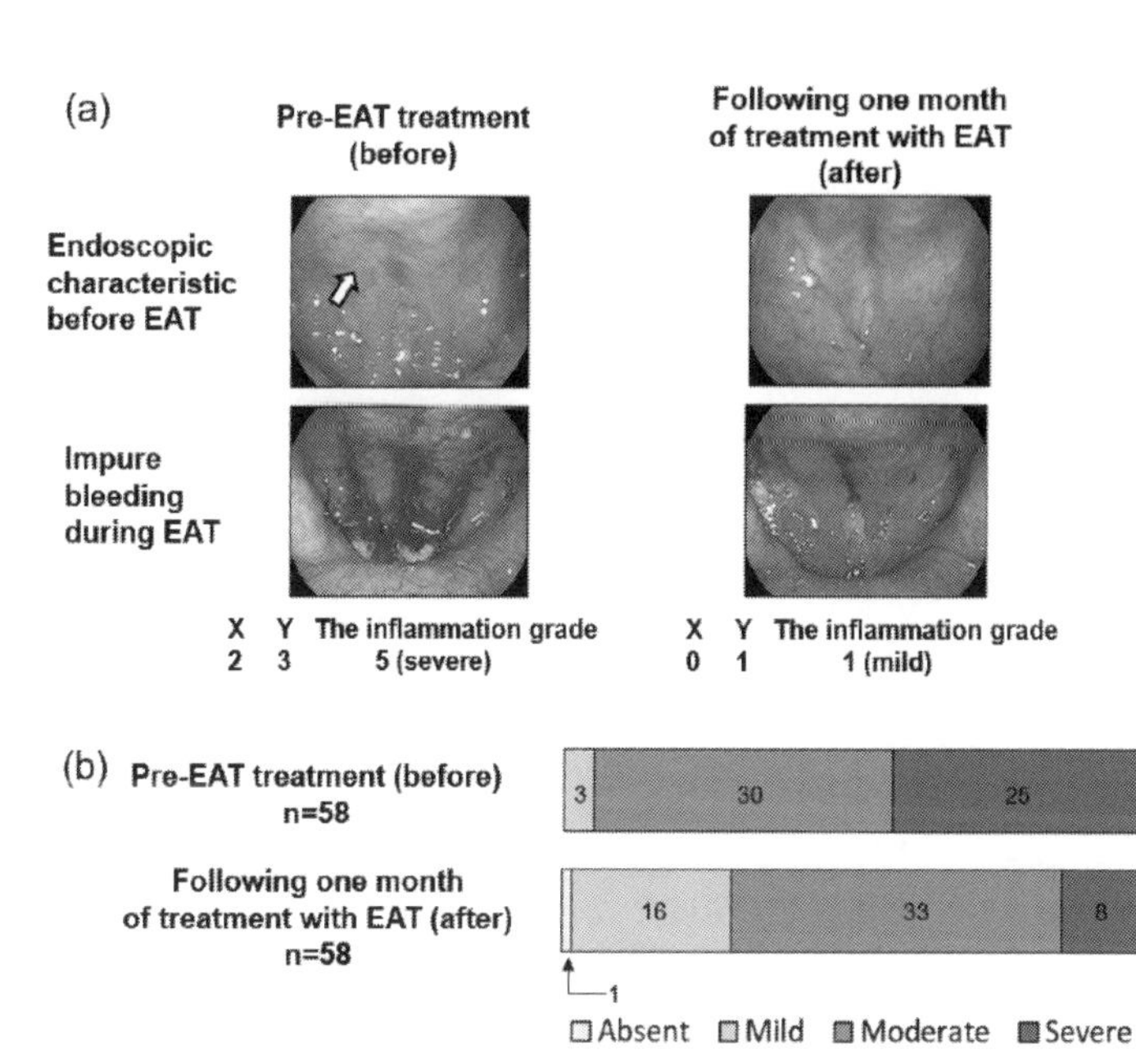

図表20：上咽頭擦過療法（EAT）による慢性上咽頭炎の内視鏡所見と炎症グレードの推移

当院では副腎疲労や自閉症、線維筋痛症などの誘因として、扁桃炎や歯周炎と同様に病巣感染（focal Infection）治療の主要な標的として慢性上咽頭炎（Chronic Epipharyngitis）に対するＥＡＴ治療を行ってきました。

みらいクリニックの今井一彰院長らは、コロナ後遺症の95％以上に中等度以上の慢性上咽頭炎がみられ、ＥＡＴはLong-COVIDでの上咽頭の炎症を軽減させ（図表20）、筋痛性脳脊髄炎／慢性疲労症候群（ＭＥ／ＣＦＳ）に関連した倦怠感、頭痛、注意障害の強度改善することを報告しています。

Epipharyngeal Abrasive Therapy（EAT）Has Potential as a Novel Method for Long COVID Treatment / Viruses 2022, 14(5), 907

新型コロナウイルス感染症やコロナ後遺症に対しては、当院でもコロナ禍当初からEATを施行し、患者にその効果を実感していただいておりました。

ワクチン後遺症に対しても日本で初めてEATを施行したのは2021年の5月でした。その後の1年余りでコロナ／ワクチン後遺症109例（2022年9月まで）に対して上咽頭擦過療法（EAT）を行ったところ、鼻閉、後鼻漏、咽喉頭違和感、頭痛、目眩、耳鳴り、聴力低下、咽喉頭違和感、味覚／嗅覚障害、咳嗽、去痰困難、呼吸困難感、倦怠感、脱力、全身の疼痛・痺れ（知覚障害）、不安・鬱症状、食欲不振、不眠などの後遺症随伴症状や、三叉神経痛、顔面／舌咽神経麻痺、帯状疱疹後神経痛、掌蹠膿疱症（しょうせきのうほうしょう）、気管支喘息、筋痛性脳脊髄炎／慢性疲労症候群、関節リウマチ、IgA腎症、アルポート症候群、ムズムズ足症候群などにおいて、上咽頭擦過療法を2回施行後に平均34・8％（109例中38例）の改善がみられました。

はぎの耳鼻咽喉科の萩野仁志先生は、COVID-19感染時の上咽頭炎では、炎症が高

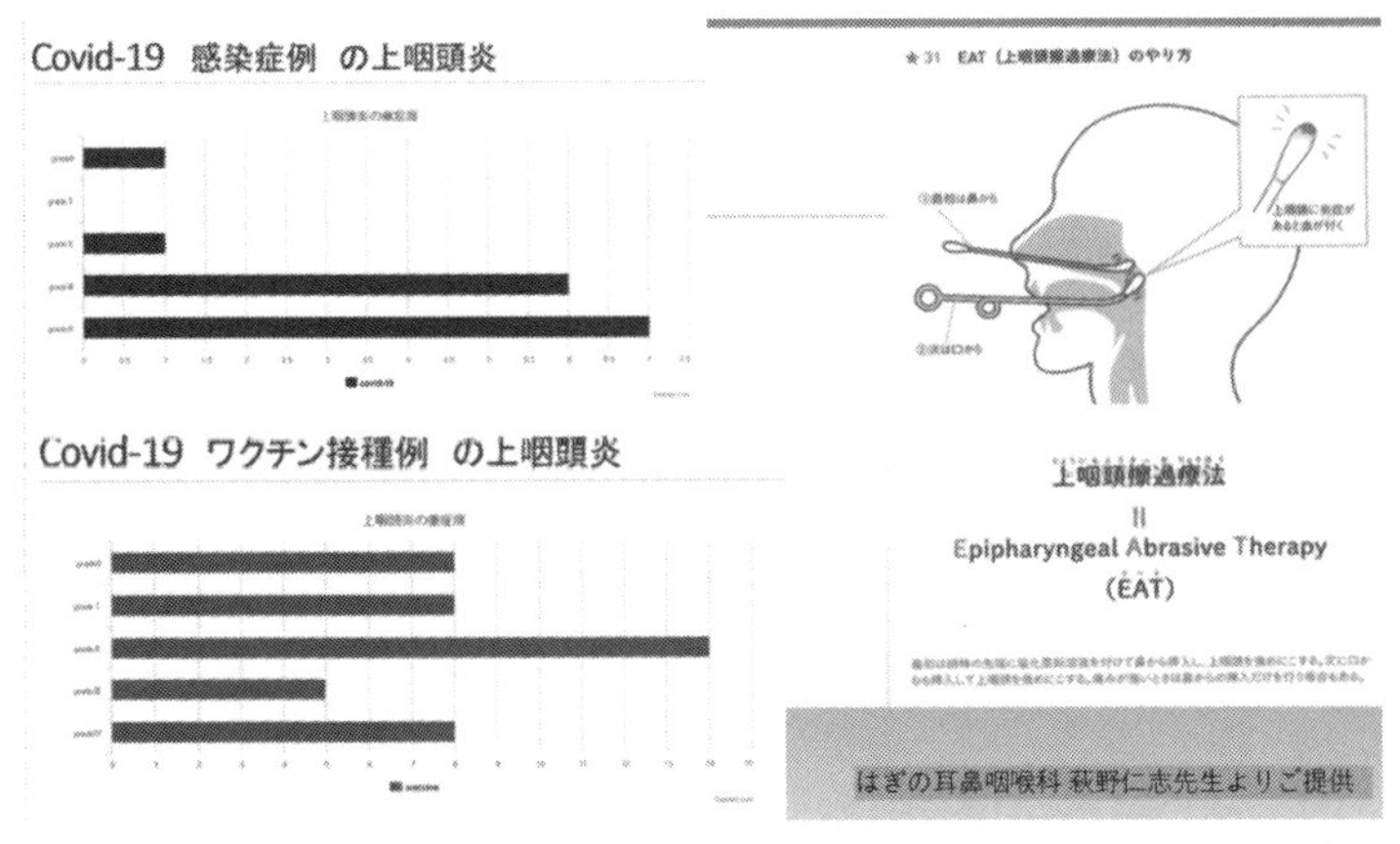

図表21：COVID−19感染症とCOVID−19ワクチン接種例における上咽頭炎の重症度分類

度の例が多いのに対して、コロナワクチン接種後の上咽頭炎症例では様々な重症度に分散していて症例数も多いこと、またコロナ後遺症の治療中にワクチン接種をするとＥＡＴにより改善していた上咽頭炎が一時的に悪化する事例を、ワクチン後遺症治療研究会等で報告されています（図表21）。

　また萩野先生はワクチン接種後１か月以内に高齢者において片側性ながら重症感音性難聴が多いことや、ワクチン接種後１か月以内の帯状疱疹とそれに伴う感音性難聴の増加、帯状疱疹ウイルスによると思われる顔面神経麻痺の増加、耳管機能の低下による伝音性難聴や感音性難聴が増加することを指摘され、耳管機能低下による耳症状にはＥＡＴが奏功することを報告しています。

２０２３年2月現在、当院では１４０例以上のコロナ／ワクチン後遺症患者にＥＡＴを施行しており、ワクチン後遺症による上咽頭炎に対しては、さらにイベルメクチンを溶解した洗浄液によるＥＡＴ（イベルＥＡＴ）が効果を上げています。

またホームケアとして、青梅搾汁濃縮液（梅エキス）が主成分であるミサトールリノローション®や、滅菌海水を体液濃度に希釈調整したキントン・アイソトニック®による上咽頭洗浄は、慢性上咽頭炎に対するＥＡＴの治療効果を向上させています。

その4　フレグランスマスクによる嗅覚障害の改善

当院でのコロナ／ワクチン後遺症の随伴症状としての嗅覚障害の発症（１２９８人中１６９人：13・０％）は、味覚障害の発症（１２８９人中45人：３・49％）より圧倒的に多く、さらに当院に受診されたコロナ後遺症において、７８５人中94人（12・０％）に嗅覚障害を認め、ワクチン後遺症では４０９人中57人（13・９％）に嗅覚障害の自覚を認めており、単独の後遺症としては、ワクチン後遺症の方がワクチン後遺症より、高率に嗅覚障害で受診されています。

またワクチン⇅コロナ後遺症においての嗅覚障害の発症は１０４人中18人（17・３％）

で、それぞれの単独後遺症より高率に嗅覚障害を訴えておられました。

従来からアルツハイマー型やレビー小体型の認知症やパーキンソン病の前駆症状として、嗅覚障害を認めることが報告されていますが、これら3群のコロナ／ワクチン後遺症においては嗅覚障害とブレインフォグ（Brain Fog：脳に霧がかかったような状態）や軽度認知障害（ＭＣＩ）との有意な相関は認められませんでした。

神保太樹博士らは、新型コロナウイルス罹患後の嗅覚障害に対して、ゼラニウムをベースとした匂い付きマスクの装着によって、はからめ法による嗅覚評価において有意な改善が認められたことを報告しています（機能性香料医学誌／ヘルスケアプロダクツ誌：２０２３年3月号 Vol2 No1　株式会社令和メディカルリサーチ）。

当院においても、自覚的な嗅覚障害のコロナ後遺症7名、ワクチン後遺症4名に対して、1か月間バラ科のゼラニウムのアロマカプセルを配合した高性能フレグランスマスク®[※13]を装着していただいたところ（マスクは1日から2日に1回交換）、認知症に関連深い嗅覚障害を検査する「はからめ®[※14]」において、嗅覚障害の改善を11名中5名（嗅覚低下の改善4名、嗅覚過敏および嗅覚錯誤の改善1名）に、ブレインフォグの改善を11名中7名に認めました。

さらに、2か月以上のフレグランスマスク使用によって、11名中7名に嗅覚低下の改善が、2名に嗅覚過敏および嗅覚錯誤の改善を認めました。高性能フレグランスマスク®は、従来型の認知症や季節性の花粉症に対する臨床効果も検証されております。

※13　tantore株式会社が開発した、厳選したアロマオイルを特殊な技術でマスクのフィルターにコーティングした高性能フレグランスマスク

※14　株式会社GEウエルネスと株式会社はからめ認知研究所とで共同開発した検査方法

その5　タキシフォリン・Mガード®（M-guard）の効果

新型コロナウイルス後遺症には、思考力や記憶力の低下など脳や神経の影響にも注目が集まっています。

世界保健機関（WHO）は新型コロナ罹患後症状（いわゆる後遺症）を「感染後少なくとも2カ月以上症状が続き、他の疾患としては説明がつかないもの」と定義し、Long-COVIDとも呼ばれています。ウイルスの持続的な感染や、感染後の免疫調整不全による脳の炎症などもその要因に挙げられています。

岐阜大学の下畑享良（たかよし）教授（脳神経内科学）は「脳に影響し得る点で、インフルエンザとはまったく異なる疾患だという正しい認識が必要」で、流行株の移り変わりとともに「長

期化する後遺症の症状は、呼吸器疾患から神経疾患を中心に変化しています。「注目すべきは新型コロナが認知症の危険因子となっており、特に高齢者では明らかに脳の萎縮も生じていて、入院を要する重症例や嗅覚障害が長期持続する症例では危険性が高まることが分かっている」「オミクロン株の出現以降も神経合併症のリスクはあまり変わっていないことや、小児でもブレインフォグのリスクは通常の呼吸器感染症と比較して高いことが報告されているので、感染者数は減少しても後遺症のリスクは決して侮れない」と下畑氏は警鐘を鳴らされています（2022年10月3日　岐阜新聞Webより抜粋・要約）。

かねてから、カラマツの木部から抽出されるフラボノイドのタキシフォリンには、毛細血管の炎症や血栓形成予防効果、生活習慣病や肺炎に効果があることが報告されています。またコロナウイルスのACE2への結合、メインプロテアーゼおよびコロナウイルスが人体の細胞内へ侵入する経路を、タキシフォリンが阻害する可能性を示す報告もあります。COVID-19感染・増殖・発症・重症化における各段階での予防効果が期待されており、当院では軽度認知症をはじめとするコロナ／ワクチン後遺症症状に対してもタキシフォリン投与が効果を上げています。

また、最新の論文では、認知症とミエリン崩壊を結びつけるものが増えてきています。

Mガード®はMBP（ミエリン塩基性蛋白）を増やすことがマウス試験で確認されています。同製品に含まれるナリルチン（Narirutin）のアグリコン（Aglycone）であるナリンゲニン（Naringenin）は、柑橘類やトマトに含まれるフラボノイドの一種で、新たなクラスのヒト細胞内チャネル：2細孔チャネル（TPC）ファミリーを特異的に阻害することが報告されています。

また、ナリンゲニンは急性呼吸窮迫症候群（ARDS）のマウスモデルにおいて、気道の炎症と肺損傷を軽減する好中球の浸潤を減らすことが報告されており、TPC活性を損なうことによる固形腫瘍の進行に関与する血管新生抑制のほか、SARS-CoV-2感染症に対する薬理学的な遮断効果が期待されています。

The Discovery of Naringenin as Endolysosomal Two-Pore Channel Inhibitor and Its Emerging Role in SARS-CoV-2 Infection/ Cells 2021, 10, 1130.

リモノイドクラスに属するグレープフルーツ種子成分が顕著な殺ウイルス性、抗酸化性および有糸分裂保護活性に恵まれており、グレープフルーツ種子抽出物とその主成分である天然物質のCOVID-19に対する抗酸化活性が報告されています（Magurano et al. 2021）。Mガード®にはヘスペリジン（Hesperidin）も含まれています。

レモンやスイートオレンジなどの柑橘系果物に含まれるフラボン配合体であるヘスペリジンは抗アテローム発生作用、抗高脂血症作用、抗糖尿病作用、毒素作用、心臓保護作用、抗炎症作用、および降圧作用などが報告されています。

ＡＣＥ２受容体を介したウイルスの細胞内侵入を阻害し、ＭＡＰキナーゼ経路（MAPK pathway）を活性化して宿主の細胞性免疫能を改善し、サイトカインなどの炎症性メディエーター放出を最小限に抑えることで、静脈血栓塞栓症を防ぐ作用など、ＣＯＶＩＤ-19感染予防と重症化阻止の有望な薬剤候補です。最近では成人ダウン症に対するＭガード®の臨床研究が進行中です。

Is hesperidin essential for prophylaxis and treatment of COVID-19 infection? / Medical Hypotheses 144（2020）109957

当院ではこれまでＭガード®の投与によって、コロナ／ワクチン後遺症における記銘力や集中力が低下する「ブレインフォグ（脳の霧）」といわれる記銘力・集中力の低下や、神経障害を中心とした疼痛・痺れ（感覚障害）・脱力などの症状が改善するケースを数十例経験してきました。これらの後遺症に随伴する認知症症状の悪化やＭＣＩ（軽度認知症）の進展予防においても、神経の情報伝達に関与するミエリンの再生に有効な成分であるヘスペリジンやナリルチンやα-GPCや桂皮を配合したMガード®が、認知症に歩行障害などの陰性症状を伴うケースではフェルラ酸にガーデンアンゼリカを強化配合したフェルガード®LAが、記憶障害や意識障害がみられるケースではフェルラ酸にバコパモニエラを配合したフェルガード®Bが奏功しています。

その6 ロスマリン酸の効果

ロスマリン酸（rosmarinic acid）は、伝統医学での植物療法に使われているスペアミント・レモンバームなどのシソ科植物の多くの属に含まれているフェノール植物であり、アメリカ産特別栽培種のスペアミントは、一般のペパーミントに比べて2倍のロスマリン酸を含んでいます。

Comparative study of rosmarinic acid content in some plants of Labiatae family/Pharmacogn Mag. 2012 Jan;8(29)

ローズマリー（Rosmarinus officinalis）には、エンテロウイルス（EV71）に対する防御効果が報告されているロスマリン酸のほか、カルノシン酸（CA）などが含まれています。ＣＡ関連化合物は、SARS-CoV-2感染でのサイトカインストームによる全身性炎症の抑制だけでなく、不安や「脳の霧（ブレインフォグ）」などの神経学的後遺症においても、血液脳関門を貫通し脳実質に到達して神経保護効果を発揮し、SARS-CoV-2感染に起因するアルツハイマー病やパーキンソン病などの慢性神経変性疾患に対する効果もあり、脳関連のコロナ後遺症（Long-COVID）に対する治療薬としての可能性が報告されています。

Potential Therapeutic Use of the Rosemary Diterpene Carnosic Acid for Alzheimer's Disease, Parkinson's Disease, and Long-COVID through NRF2 Activation to Counteract the NLRP3 Inflammasome/ Antioxidants (Basel). 2022 Jan 6;11(1):124

また、ロスマリン酸はアルツハイマー型認知症の要因の一つであるアミロイドβの凝集を抑制することが報告されており（日本蛋白質科学会第17回年会）、当院ではロスマリン酸を主成分とするサプリメント（１３２mg／日の3か月間）の投与によって、コロナ／ワクチン後遺症での嗅覚障害や軽度認知障害（ＭＣＩ）での認知症スクリーニング検査（ＭＭＳＥテスト）や、嗅覚障害チェック（はからめ®）での自他覚的な脳機能の改善効果を認めております。

その7　アサイゲルマニウムの有効性について

アサイゲルマニウムは1967年に合成された水溶性の有機ゲルマニウム化合物です。ゲルマニウムGeは原子番号32の炭素原子と同族元素の一つで普段摂取する食事中にも微量のゲルマニウムが含まれています。

浅井ゲルマニウム研究所の創始者である浅井一彦氏は、石炭の研究からスタートした現代の植物中の含有Ge分析において、薬用植物中にGeが多いことを発見しました。

新型コロナウイルス感染症（COVID-19）においては、ウイルス（SARS-CoV-2）に感染して肺炎を併発するなどの重症化を引き起こす原因の一つに「サイトカインストーム」が考えられており、SARS-CoV-2のもつ「ORF3a」という蛋白質が、炎症の元凶である「インフラマソーム」を活性化させ、サイトカインストームを引き起こすといわれています（J Immunol.2020;205(2):ji2000513）。

浅井ゲルマニウム研究所では、アサイゲルマニウムが水に溶けたときの3-トリヒドロキシゲルミルプロパン酸（THGP）のインフラマソーム活性に対する作用性を、自然免疫細胞培養系で検討してきました。

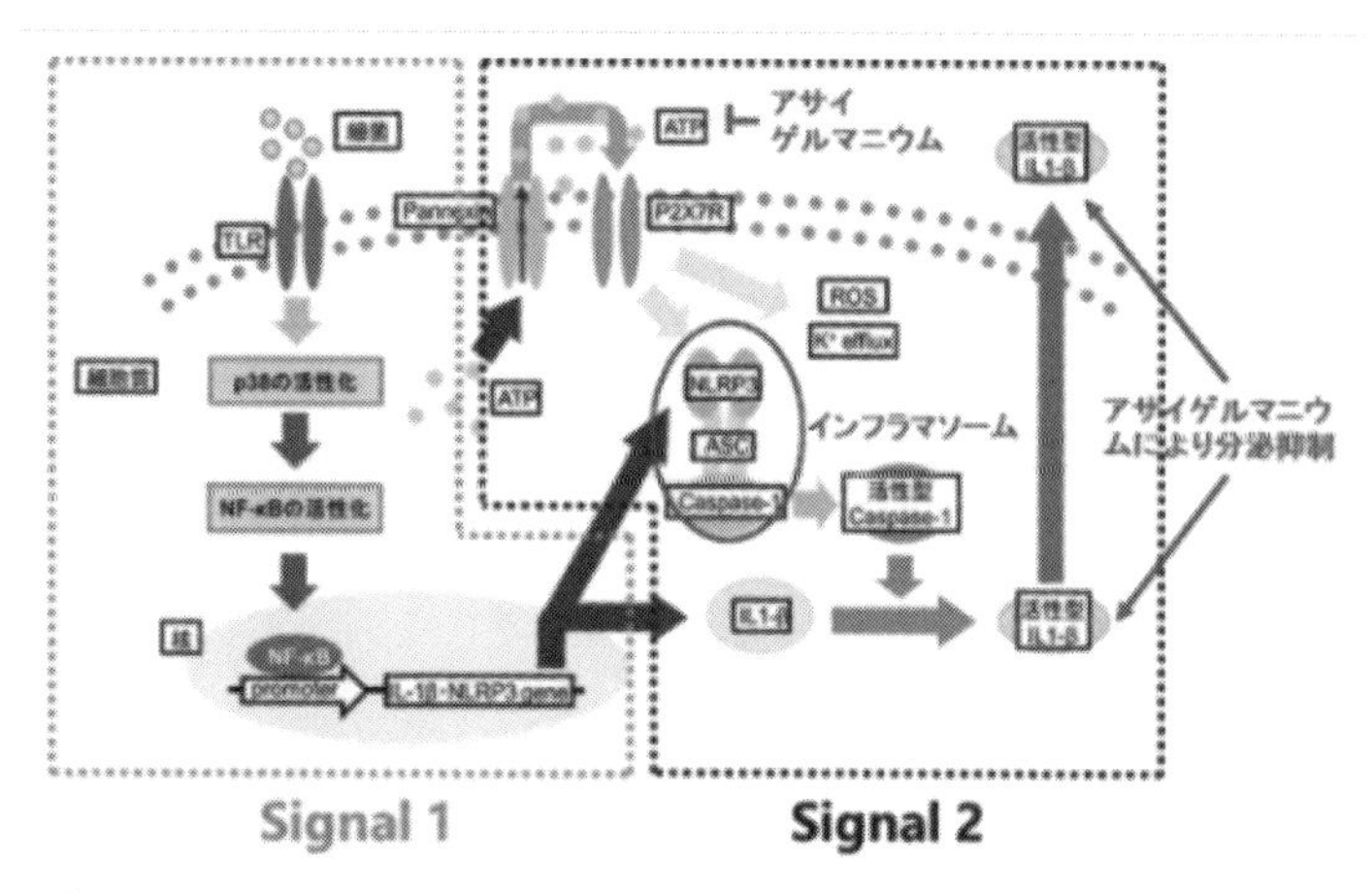

図表22：新型コロナウイルス（SARS-CoV-2）由来蛋白質であるORF3aによって誘導される炎症性サイトカイン（IL−1β、IL−6、TNF−α）産生の抑制の研究について

その中で、THGPは①細菌の細胞壁成分で雑菌の感染シグナルであるLPS・細胞が活動するために必要とする生体エネルギーであり細胞が傷害を受けたときの危険シグナルとして用いられるATPの2種同時刺激によるインフラマソーム活性化と炎症を抑制し(Int. J. Mol. Sci. 2022, 23, 13364)、また、②SARS-CoV-2由来蛋白質ORF3aによるインフラマソーム活性化も抑制することが、安積遵哉(あづみじゅんや)らにより報告されています（①日本インターフェロン・サイトカイン学会および②日本薬学会にて報告）。

とりわけアサイゲルマニウムにおいてはATPとの錯体形成によってインフラマソーム活性を抑制するだけではなく、NF−κBの核内移行や下流の遺伝子発現を抑制し、初期の免疫反応としての炎症の劇症化を抑制することがわかりました（図表22を参照のこと）。

さらには新型コロナウイルス（SARS-CoV-2）由来蛋白質であるORF3aによって誘導される炎症性サイトカイン（ＩＬ−1β、ＩＬ−6、ＴＮＦ−α）産生の抑制が、前述の論文の実験系を一部改変した浅井ゲルマニウム研究所の研究で確認されたことが報告されています（図表22）。


さらに、アサイゲルマニウムは、細菌やウイルス感染によって起こる過剰な炎症反応に対する抑制作用が期待され、インフルエンザウイルス感染症などの、ＲＮＡウイルス感染症における肺炎重症化に対して抑制的な働きがあることが報告されています。

同じように新型コロナウイルス感染症（ＣＯＶＩＤ−19）重症化予防効果や感染後のスパイク蛋白由来の様々な器官での炎症による不調に有効に働く可能性もいわれています。

過去には、アサイゲルマニウムを経口摂取することによって肝臓でのヘム合成が進み、ヘム酵素である一連の解毒酵素Ｃｙｐが増産することで解毒作用が高まる可能性を示唆する論文が発表されています（Eur. J. Pharm.,2011;653, 75-81）。

このヘム合成の過程で真っ先に合成される物質が、コロナ／ワクチン後遺症に効果的と考えられている5−ＡＬＡです。アサイゲルマニウムの摂取は、5−ＡＬＡを体内誘導することによって、ワクチン接種によって発生する毒素のデトックス促進が期待されています。

当院においては、下記に提示するコロナワクチン後遺症の患者ほか、ワクチン接種後のパーキンソン症候群や間質性肺炎などの症例にアサイゲルマニウムを投与し、諸症状の改善を認めております。

症例1　40代　男性
診断名：高血圧　左内頸動脈閉塞症／局在性てんかん
既往歴：髄膜炎　前立腺炎　不安定狭心症

新型コロナワクチン（ファイザー社製）を20XX年8月より2回接種後、悪寒・倦怠感・めまい、記銘力低下、頭痛・咽頭痛、複視・左眼瞼痙攣、構語障害、動悸・頻脈・左腋窩・胸部痛、呼吸困難、下肢の冷えが増悪し、左手指に疼痛、味覚障害・食欲不振、下痢、左顔面・右上下肢の知覚低下・脱力・歩行障害が進行。無気力状態となり、歩行時壁にぶつかることが多く配送仕事ができなくなり、脳神経外科に入院。同院にて右記と診断されるも原因不明と言われ、ビタミンB_{12}製剤を投与するも諸症状に改善なし。

その後の循環器・消化器内科・心療内科での検査にても異常所見なし。

20XX年3月アサイゲルマニウム2g（8c）／日で投与開始。

記銘力・ふらつき・歩行障害・倦怠感・呼吸困難・頭痛・咽頭痛・胸脇痛・動悸・頻脈は軽減、味覚／嗅覚障害・胃もたれ・知覚障害・握力は回復し、筋肉痛・関節痛も軽減、発語が流暢になり、タイピング・散歩・自動車運転での買い物・合気道の稽古ができるようになり、3か月ぶりに職場復帰し、4週後に同剤の投与を中止する。

症例2　80代男性
傷病名：肺MAC症疑い　COPD　OMI（冠動脈ステント留置後の高安動脈炎疑い）
糖尿病性腎症　パーキンソン症候群によるフレイル　LOH症候群
禁煙（80本／日×60年）

不眠症にて加療中、新型コロナウイルスワクチン（ファイザー社製）を接種（合計3回施行）するたびに構音障害・味覚障害・固形物の嚥下困難・食欲不振・胸痛・歩行困難（DOE）・ED・排尿障害・便失禁等の諸症状が徐々に進行。

パーキンソン病の診断にて加療するも、無気力様顔貌・小刻み歩行・発声／姿勢反射障害等は改善せず。

労作時の呼吸困難、去痰困難、胸部苦悶を訴え、狭心症の診断にてPCI冠動脈ステント留置。その後、右上肢の握力低下・酸素飽和度／血圧測定不能、フレイルが増悪するとのことで当院加療となる。

アサイゲルマニウム2g／日、PLAQX投与2か月後、構音障害・味覚障害・嚥下困難・食欲不振、胸痛・労作性呼吸困難・排尿障害は改善、右上肢の握力低下・酸素飽和度測定可能（SaO_2 96~98 Torr）血圧測定可能（収縮期血圧80㎜Hg以上）となり、歩行障害・無気力・鬱症状も改善する。

右常用背側を中心とした肺MAC症による浸潤影の縮小と共に、肝機能・腎機能・低蛋白血症・炎症反応も改善し、気の治療家として臨床現場に復帰される。

その8　ケルセフィットの臨床試験について

ケルセチンは主に、マメ科の落葉高木である「エンジュ／槐（Sophra japonia L.）」の蕾（つぼみ）から抽出され、「延寿（えんじゅ）」にも通ずる「寿命が延びる／長寿の木」として知られています。

そのほかケルセチンは玉ねぎの茶色い皮に多く含まれており、大手飲料メーカーの商品でも、ケルセチン配糖体を摂取することによる体脂肪低減効果が知られています。

2022年5月に、海外で人気のイタリアにあるインデナ社のケルセチン原料「ケルセ

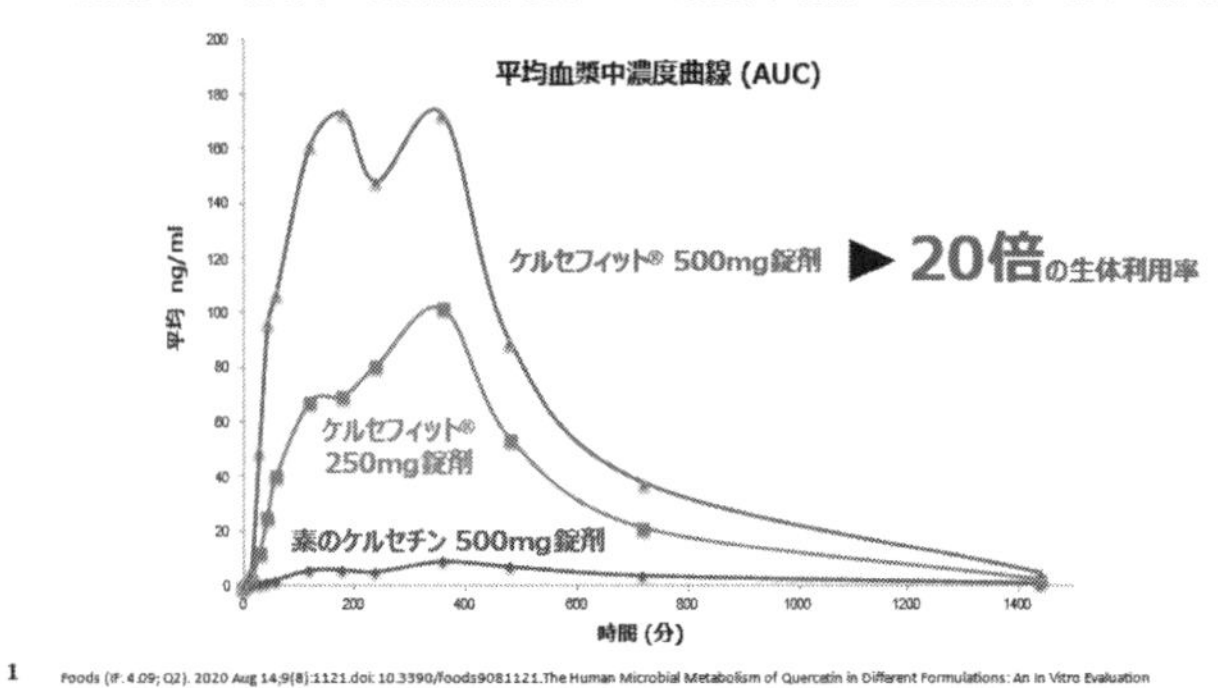

図表23：ケルセチン単体とケルセフィット®の生体利用率比較（引用：インデナジャパン株式会社）

フィット」を採用した、日本初のケルセチンによる花粉症用の「延寿花　ケルセフィット」（機能性表示食品検定協会）が登場しました。

ケルセフィットは、レシチンを組み合わせるフィトソーム化技術によって、従来のケルセチン単体と比較し20倍の生体利用率（AUC改善度）があることがわかり（図表23）、セノリティクス（老化細胞除去）成分も同定されています。

https://pubmed.ncbi.nlm.nih.gov/32686219/

このセノリティクス（老化細胞除去）効果が、新型コロナウイルス抗体を増やし、コロナ死亡率を低下させることがマウスの実験にて証明されており、FLCC[※15]の治療プロトコルでも、予防と早期治療、さらにはワクチン接種後のケアにおいて、ケルセチンの摂取が推奨されてい

年	被験者	プロトコル	実施国	主な結果
2021	新型コロナ陽性者 **152人**	30日間 76人：標準治療 76人：標準治療 ＋ ケルセフィット 1000mg/日	パキスタン	ケルセフィット摂取群は、標準治療群に比べて： 入院患者数1/3、入院日数1/4、 酸素吸入者1/15、ICU患者ゼロ、死亡者ゼロ
2021	新型コロナ陽性者 **42人**	15日間 21人：標準治療 21人：標準治療 ＋ ケルセフィット 1500mg/日	パキスタン	７日目に、ケルセフィット摂取群は75%が陰性に。 標準治療群はわずか10%が陰性に。 血液の重症化マーカーも優位に改善。
2022	ハイリスク健常者 (医療従事者) **120人**	3ヶ月間（5か月目まで経過観察） 60人：プラセボ 60人：ケルセフィット 500mg/日	イタリア	３か月後に、ケルセフィット摂取群の陽性者は１人で、プラセボ群は４人。 完治する期間は、ケルセフィット摂取群が10日間に対し、プラセボ群は17日間。
2022	新型コロナ陽性者 **142人**	15日間 71人：標準治療 71人：標準治療＋ ケルセフィット摂取	パキスタン	試験終了（論文作成中）

図表24：新型コロナ陽性者におけるケルセフィット投与（引用：インデナジャパン株式会社）

ます。

Science. 2021 Jul 16;373(6552):eabe4832. doi: 10.1126/science.abe4832. Epub 2021 Jun 8. Senolytics reduce coronavirus-related mortality in old mice

ケルセチンの新型コロナ（COVID－19）に対する効果としては感染後の重症化率、死亡率の軽減が報告されています（図表24）。

新型コロナ感染後の患者152人の標準治療と標準治療＋ケルセフィットの2群比較試験で、発症後の入院率を1／3に、入院日数を1／4に、酸素吸入器の使用率が1／15に、重症化によるICU使用率が0％に、最終的に死亡率が0％に低減したことがパキスタンでの臨床試験で報告されています。

https://pubmed.ncbi.nlm.nih.gov/34135619/

また、イタリア医療従事者（ハイリスク健常者）の感染率を75％軽減し、感染後の改善日数を50％短縮したことも報告されています。

https://pubmed.ncbi.nlm.nih.gov/35054459/Could SARS-CoV-2 Spike Protein Be Responsible for Long-COVID Syndrome?

ケルセチンはビタミンCと同様に、コロナ／ワクチン後遺症の成因の一つである凝固能異常の抑制効果があり、ビタミンCとケルセチンの同時投与することによって、アスコルビン酸塩がケルセチンをリサイクルする相乗的な抗ウイルス作用や免疫調整作用を発揮し有効性を高めることが報告されています。

Front. Immunol., 19 June 2020Sec. Viral Immunology Quercetin and Vitamin C: An Experimental, Synergistic Therapy for the Prevention and Treatment of SARS-CoV-2 Related Disease（COVID-19）

ケルセチンは老化細胞の死滅を促すために、亜鉛と共に夕食後数時間置いた空腹状態の就寝直前に接種すると、アンチエイジング効果が高まるといわれており、国内においても、ケルセフィットの新型コロナ後遺症に対する治療効果における臨床試験が始まっています。当院でも新型コロナ／ワクチン後遺症に対する効果を検証しております。

※15　FRONT LINE COVID-19 CRITICAL CARE ALLIANCE 新型コロナウイルス感染症（COVID−19）の予防と治療に関するプロトコル

その9　血液オゾン療法の効果

COVID−19患者の代替および補助治療として、医療用オゾンは入院期間、炎症誘発性指標や凝固マーカーを大幅に短縮し、血中酸素化を改善することが報告されています。酸素オゾン（O_2−O_3）療法は、COVID−19の悪化と重症度に関与する慢性炎症と免疫血栓症の発生を軽減することからも、安全で効果的な抗ウイルス療法であることが証明されています。

Fatigue in post-acute sequelae of SARS-CoV2 (PASC) treated with oxygen-ozone autohemotherapy – preliminary results on 100 patients/European Review for Medical and Pharmacological Sciences 2021; 25

ＰＡＳＣ（post-acute sequelae of SARS-CoV-2 infection：急性期後コロナ後遺症）関連の倦怠感を伴うＣＯＶＩＤ−19陽性と診断された１００人の患者において、酸素オゾン自己血療法（O_2−O_3−ＡＨＴ）７スコアの疲労重症度尺度（ＦＳＳ）で測定されたＰＡＳＣ症状（痛みや不快感を伴う疲労）を67％減少させて正常な機能を回復し、最終的に約５分の２（約40％）においてＰＡＳＣ関連疲労がほぼ回復することが報告されています。

Fatigue in post-acute sequelae of SARS-CoV2（PASC）treated with oxygen-ozone autohemotherapy - preliminary results on 100 patients / Eur Rev Med Pharmacol Sci. 2021 Sep;25(18)

当院において、コロナ後遺症およびワクチン後遺症患者に、オゾン発生器：Ozoned Basic®（独 Kastner-Praxisbedarf GmbH 社製、輸入代行：株式会社ファインエイジング）による大量自家血オゾン療法を施行したところ、８人中5人に倦怠感や四肢の疼痛・脱力、頭重感やブレインフォグの改善が認められました。

さらに、血液オゾン療法によって倦怠感が改善しなかった3名については、UVB-D®（同 Kastner 社製）による紫外線C血液照射（Ultraviolet Blood Irradiation: UVBI）による血液フォトセラピー（Blood photo-oxigen therapy）を血液オゾン療法と併用したところ、倦怠感や疼痛・頭重感が改善する症例を経験しました。

ニールス・フィンセン博士は、ＵＶＢの医療応用でノーベル賞を受賞しています。同療法は欧米を中心に80年以上の歴史があり、ウイルスや細菌感染などでの免疫機能の活性化や抗酸化力増強による消炎・殺菌効果や、赤血球の酸素結合能や運搬能力を向上させ、血液の流動性を改善させる効果、血管拡張作用による末梢循環改善作用、有害な生物学的毒素の分解効果が日本酸化療法医学会などで報告されており、ドイツなどでも臨床現場で大量自家血オゾン療法と血液バイオフォトセラピー（ＵＶＢ療法）が併用されています。

当院では、ワクチン接種後の難治性帯状疱疹や関節リウマチ、原発病巣不明のターボ癌に伴う貧血や、動静脈血栓症などの後遺症において、血液オゾン療法やＵＶＢＩ療法を、高濃度ビタミンＣ点滴などと併用しております。

その10　特殊過熱蒸気での水素ガス吸入の効果

当院ではコロナ禍以前より、進行癌やＣＯＰＤや肺線維症などの慢性呼吸器疾患などにおいて、様々な水素療法（経口・関節注射・点滴投与・入浴療法など）を外来や在宅診療で行ってきました。

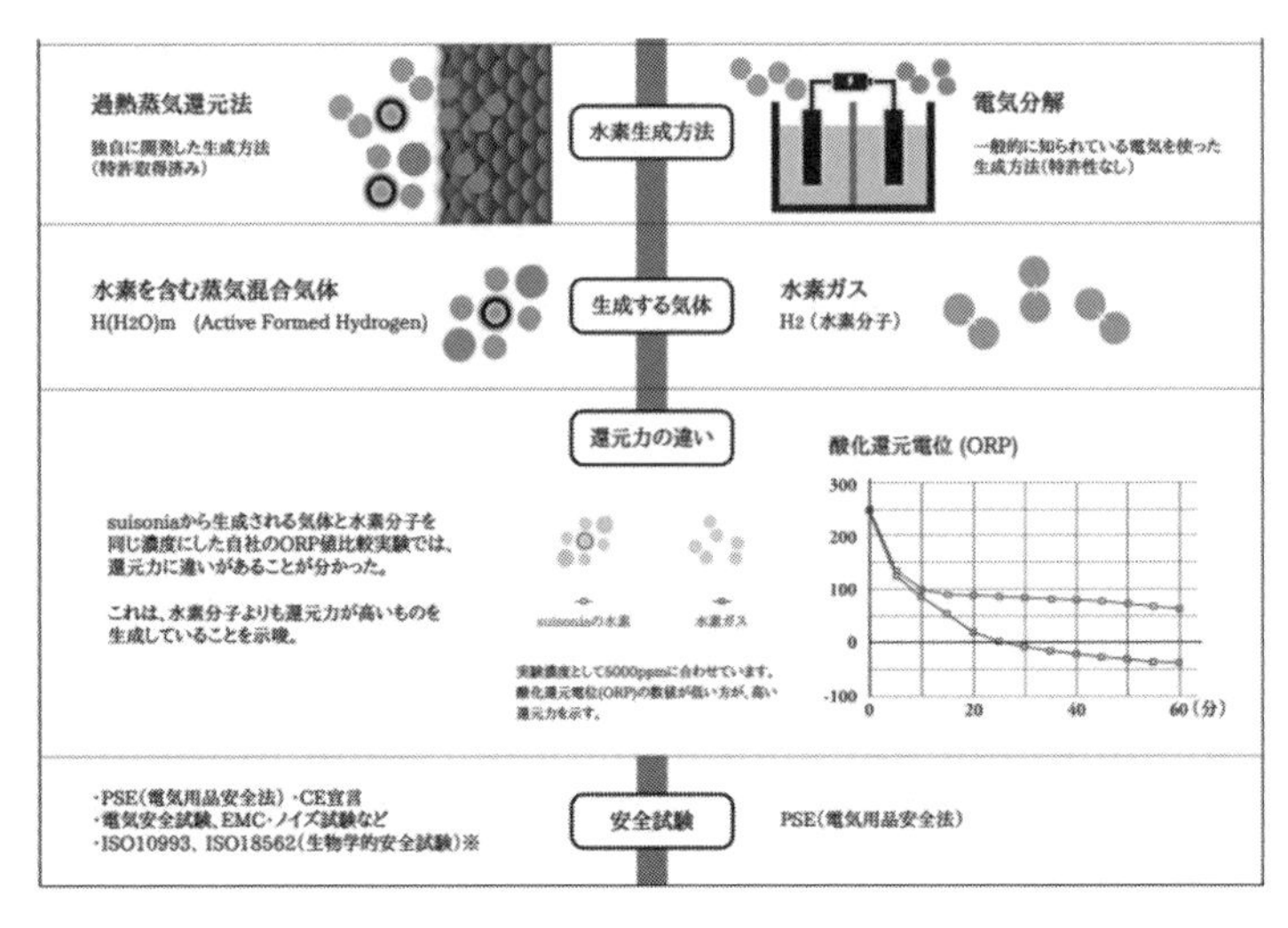

図表25：過熱蒸気還元法による水素を含む蒸気混合気体と電気分解方式の水素ガスの生成の比較

２０２１年にロシアの研究チームは、「過熱蒸気還元法」によって生成される水素を含む蒸気混合気体（特殊過熱蒸気）によって生成される気体は、Ｈ（H_2O）ｍであるとの結論を導き出し、ＣＯＶＩＤ−19感染後の後遺症に対する臨床試験での有効性が報告されています[※16]（図表25）。

わが国においては、数年前より電気分解方式による高濃度水素ガス吸入システムが広く普及していますが、この吸入方式では水素ガスの短時間吸入効果が報告される一方で、高濃度水素の長時間吸入による頭痛やめまい、肺障害などの副作用が報告されており、継続的な吸入においては、十分な患者の管理が必要です。

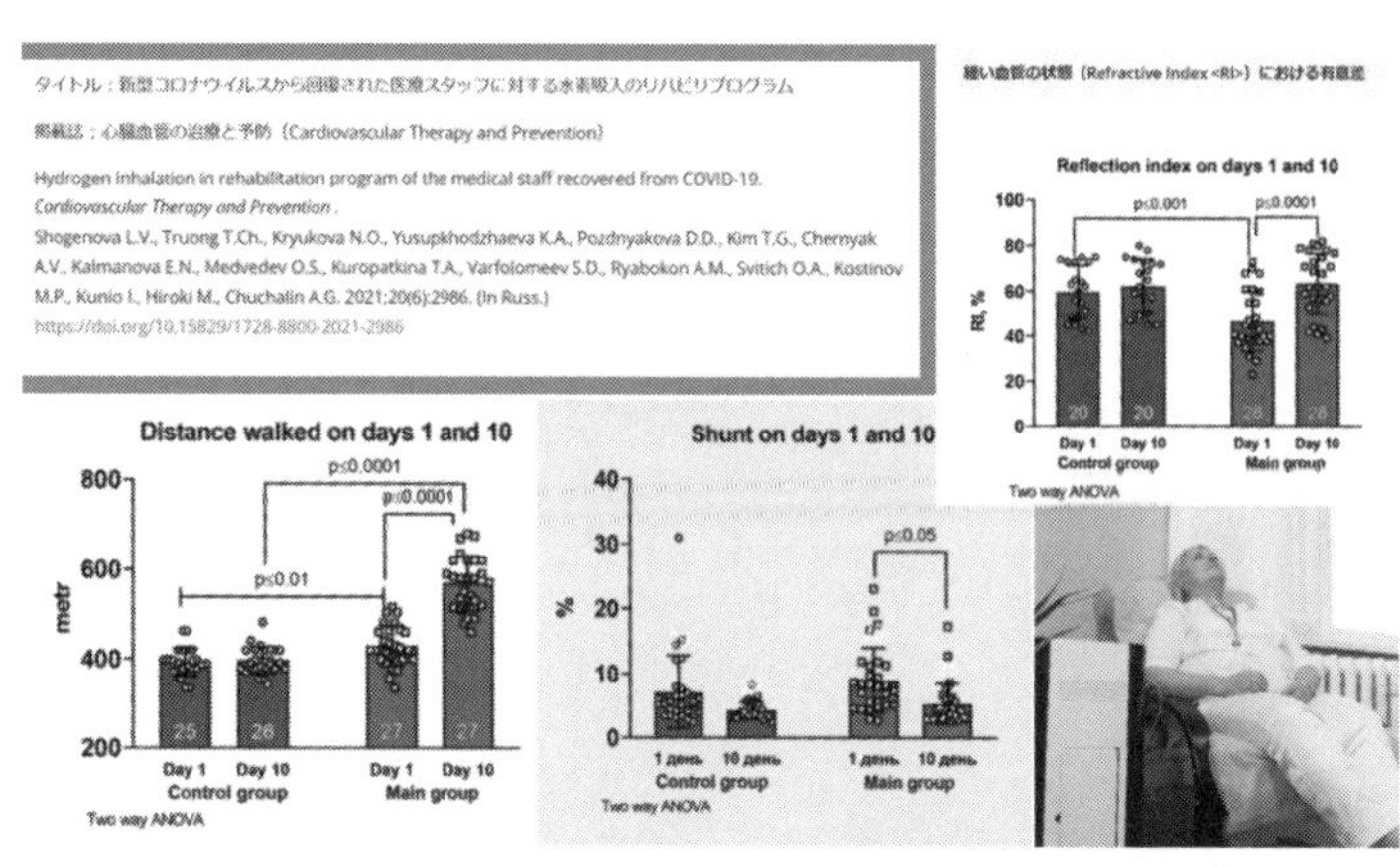

図表26：コロナ後遺症における過熱蒸気還元法による水素を含む蒸気混合気体の呼吸機能評価

水素を含む特殊過熱蒸気吸入の基礎研究では、唾液中のIgA抗体産生増加などの免疫賦活（ふかつ）、sTie-2抑制による血管力増強効果、IL-6など炎症関連物質の抑制効果が期待されており、コロナ後遺症のほか、慢性呼吸器疾患やコロナ後遺症による呼吸器障害の改善効果や、高血圧・末期腎不全患者における有効性が実証されています（図表26）。

北京協和医院でのパイロット研究では、慢性閉塞性肺疾患（COPD）や気管支喘息などの呼吸器疾患患者10名に対して、特殊過熱蒸気を45分間吸入後にはMCP-1、Scd40L、IL-4、6、8などの炎症誘発因子の改善が報告されています。※17

従来型の吸入用酸素と水素の混合液は、電気分解方式によって調製されており、それらで水素を製造する装置の多くは蒸留水を使用しています。

純蒸留水は電気伝導度が非常に低いため、電気分解の際には酸、アルカリ、塩（主にKOHまたはNaOH）などの電解質の水溶液が使用されます。電気分解で得られる酸素と水素の混合物には、常に有毒な「アルカリ性の霧」が存在しています。

水槽の溶液内で電極が腐食すると溶液中の陽イオン化合物を形成したり、電解槽を通じて酸素と水素の混合物を生成することによって、このアルカリ性の霧が経気道的に肺胞内に到達し、高濃度長期暴露による肺損傷や化学火傷を引き起こす可能性があります。

水素エネルギーの国際ジャーナル※18によると、通常の環境下では水素分子は不活性であるため、水素原子間の結合強度は2・3ｅＶ程度であることが報告されています。

この結合を切り離すにはさらなるエネルギーが必要で、金属水素化物貯蔵から来る水素は、金属格子を離れ原子の状態になっており、すでに化学的に活性があることを意味します。

さらに、水素原子は分子よりも幾何学的な寸法が2倍小さく浸透力も2倍です。そのためＣＯＶＩＤ-19の後遺症治療などにおいては、電解槽から得られる水素分子と酸素の混合ガスを吸入するよりも、金属水素化物から得られる原子状水素を肺の換気に使用する方が、より効果的であると考えられています。

※16 Hydrogen inhalation in rehabilitation program of the medical staff recovered from COVID-19 / October 2021 20(6) :2986 Cardiovascular therapy and prevention. 2001;20(6):2986

※17 Hydrogen gas（XEN）inhalation ameliorates airway inflammation in asthma and COPD patients /QJM: An International Journal of Medicine, Volume 113, Issue 12, December 2020

※18 The use of ultrapure molecular hydrogen enriched with atomic hydrogen in apparatuses of artificial lung ventilation in the fight against virus COVID-19 / International Journal of Hydrogen Energy

当院において、ワクチン接種後、後遺症のないグループと、新規発症した呼吸器障害を有する患者に対して、電気分解方式水素ガス吸入と特殊過熱蒸気吸入を2時間前後行った直後に肺機能を測定したところ、ワクチン接種後後遺症なしのコントロール群（n＝12）に比べて、後遺症後の慢性呼吸不全（動脈血酸素分圧 PaO_2 60㎜Hg以下の呼吸不全が1か月以上持続）を有する後遺症群（n＝12）においては、水素ガス吸入後の呼吸機能改善率は低いものの、電気分解方式、特殊過熱蒸気法ともに、水素混合気体の吸入後には有意な呼吸機能の改善を認めました。

また、電気分解方式より特殊過熱蒸気法による混合気体吸入の方が、後遺症なし群の動脈血酸素分圧改善以外の呼吸機能検査において、有意な呼吸機能の改善を認めました（図表27）。

その11 プロバイオティクスの効能

成人のCOVID-19に感染した外来患者を対象に、マルチプロバイオティクス投与では、プラセボ群と比較して鼻咽頭ウイルス量、肺浸潤、消化器症状と非消化器症状の両方の持続時間が減少したことや、プロバイオティクスの補給はプラセボと比較して重症急性呼吸器症候群コロナウイルス２（SARS-CoV04517422）

	%FEV1.0	%FVC	PaO_2	%DLCO
電気分解方式（後遺症なし）	＋5.3%	＋8.7%	＋3.1%	＋6.9%
過熱蒸気還元法（後遺症なし）	＋6.9%	＋9.3%	＋2.8%	8.0%
電気分解方式（後遺症あり）	＋2.1%	＋4.4%	＋1.3%	4.9%
過熱蒸気還元法（後遺症あり）	＋3.5%	＋5.8%	＋1.7%	7.1%

図表27：ワクチン後遺症（慢性呼吸不全）における水素混合気体吸入後の呼吸機能改善率：コントロール群：12名　後遺症群：12名　FEV1.0：１秒量　FVC：努力肺活量　PaO_2：酸素分圧　DLCO：肺拡散能（福田内科クリニック調べ）

に対する特異的ＩｇＭおよびＩｇＧを有意に増加させたことから、結腸微生物叢(そう)の組成を変えるのではなく、腸肺軸を介した宿主の免疫系との相互作用をもたらすのだと説かれています。

Probiotic improves symptomatic and viral clearance in Covid19 outpatients: a randomized, quadruple-blinded, placebo-controlled trial / Gut Microbes 2022 Jan-Dec; 2018899

ローマ大学「サピエンツァ」の感染症部門（ＣＯＶＩＤ－19サブ集中治療室）に入院したＣＯＶＩＤ－19陽性患者70人の肺炎患者に対し、経口細菌療法を受けた患者は、非投与群と比較して下痢および他の症状が寛解し、呼吸不全を発症するリスクは１／８でした。ＩＣＵに移送された患者の有病率および死亡率は、これら経口バクテリオ無治療群において高かったことからも、特定された腸内細菌群による腸肺軸のサポートは、肺機能の恒常性を維持し肺炎や腸炎などの SARS-CoV-2 感染症状を制御する上で重要であることが強調されています。

Front Med（Lausanne）. 2020 Jul 7;7:389. doi: 10.3389/fmed.2020.00389. eCollection 2020.

Challenges in the Management of SARS-CoV2 Infection: The Role of Oral Bacteriotherapy as Complementary Therapeutic Strategy to Avoid the Progression of COVID-19

わが国では、インフルエンザウイルス感染に対して水溶性食物繊維の有効性が報告されており、遷延するコロナ感染症においては、ビフィズス菌や酪酸産生菌の低下が認められているものの、欧米諸国のようにマルチプロバイオティクスの臨床試験はほとんどされておらず、医療薬品としても認められておりません。

ＳＨＩヘルス・サイエンティフィック・アフェアーズグループの責任者（SHI Health Scientific Affairs Group Head）のチャベス（Jesus Chavez）博士らは、ＩＢＳ患者など消化機能不全患者での多菌種混合プロバイオティクス（Multi-strain Probiotic intervention）による管理を提唱されており、わが国でのコロナ／ワクチン後遺症に対するプロトコル作成にご協力いただいています。

当院ではコロナ／ワクチン後遺症患者に対して、「コンプリート・バイオティック®」カプセル（輸入代理店：クレア・ラボ・ジャパン）などのマルチプロバイオティクス投与（図表28）によって、腸内細菌叢の改善とともに、咳嗽や下痢などの呼吸器・消化器症状

コンプリート・バイオティック・カプセル　COMPLETE　BIOTIC

生活習慣の変化、抗生物質や薬剤などの様々な化学物質によって腸内環境バランスが崩れると、悪玉菌が優勢の状態になります。悪玉菌が優勢になると下痢や便秘、アレルギーや感染症、ひいては生活習慣病の原因にもなり得ます。クレア・ラボ社の【コンプリート・バイオティック】は低アレルゲン環境下で培養した 12 種類のプロバイオティクスを 1 カプセル中に 250 億個以上を含有し、胃腸の健康を総合的に力強くサポートします。

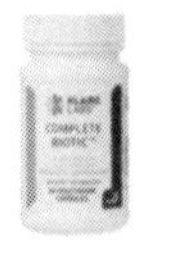

【1 カプセルあたり】

L. rhamnosus	60 億個以上	*B. bifidum*	50 億個以上	*L. acidophilus*	30 億個以上
L. casei	25 億個以上	*L. plantarum*	20 億個以上	*L. salivarius*	20 億個以上
S. thermophilus	10 億個以上	*B. longum*	10 億個以上	*L. bulgaricus*	10 億個以上
L. paracasei	5 億個以上	*B. lactis*	5 億個以上	*B. breve*	5 億個以上

ラクトプライム・プラス　LACTOPRIME PLUS

【ラクトプライム・プラス】はイヌリンや多糖類を含んでいないため、腸内細菌叢（腸内フローラ）の乱れから、消化機能に問題を抱えている方が取り入れている、「特定炭水化物ダイエット（Specific Carbohydrate Diet：SCD）」や「GAPS ダイエット」などの食事療法や、SIBO でお悩みの方に適しています。セルロースと低アレルゲン環境下で培養した 12 種類のプロバイオティクスを 1 カプセルあたり 250 億個以上含有し、食事療法を取り入れておられる方の腸内環境を力強くサポートします。

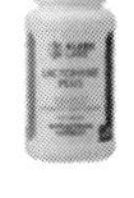

【1 カプセルあたり】12 種類　250 億個以上

Lactobacillus rhamnosus	*Lactobacillus paracasei*	*Lactobacillus acidophilus*
Lactobacillus casei	*Lactobacillus plantarum*	*Lactobacillus salivarius*
Lactobacillus bulgaricus	*Bifidobacterium longum*	*Bifidobacterium infantis*
Bifidobacterium bifidum	*Bifidobacterium lactis*	*Bifidobacterium breve*

60 カプセル／約

クレア・ラボ・ジャパンよりご提供

図28：コロナ／ワクチン後遺症における Gut-Lung-Axis（腸－肺軸）を是正するマルチプロバイオティクス

が改善する症例を経験しています。

さらに食物繊維やオリゴ糖などのプレバイオティクスに加えて、バイオジェニック※として短鎖脂肪酸である酪酸エキスを摂取することによって、腸内フローラの状態に左右されずに潰瘍性大腸炎やクローン病・大腸癌などの合併症や後遺症の治療に効果を上げています。

ＧＩ３６０®（ドクターズデータ社：国内代行店　デトックス株式会社）は、急性期から慢性期に至る胃腸症状や炎症性疾患に関与する病原体、ウイルス、寄生虫、細菌の状態をＰＣＲ・顕微鏡・腸内マーカー・培養によって、大便検査による腸内環境を多角的に判定し、食生活をはじめとする体内外環境を改善する指針となります。また GI-MAP（Diagnostic Solutions Laboratory：国内代理店　カリフォルニアニュートリエンツ）は、嚥下微生物叢症微生物の再分類とローズブリア属、デスルホビブリオ属、好酸球活性化タンパク質（EPX/EDN）などのマーカーによる、毒素遺伝子を持つ病原株の判別に有用です。

コロナ感染症やコロナ／ワクチン後遺症の進展予防のためにも、私たち日本人は、腸内細菌叢症の形成に影響を与える遺伝的素因や、地域の風土に根差した食養生に回帰することで、最適な体内外環境要因を見極め、腸内環境悪化／改善因子を多角的に評価しながら、健全な腸内フローラを保つことが大切です。

※　バイオジェニックとは腸内細菌がつくり出す最終物質（代謝産物や菌体成分など）を直接摂取することで腸内細菌叢の影響を受けずに体に直接働きかける手法。

その12　MDαの効果

基礎代謝とは、単に栄養の吸収やカロリーの消費だけではなく、例えば食べたものがアミノ酸に変わる過程に必須な触媒物質もその一つであり、デトックスにも関与している物質群による代謝過程も含まれます。

体内に溜め込んだ有害な化学物質は、できるだけ天然な触媒物質でデトックスしていくことが大切です。それには基礎代謝に必須な物質群をまんべんなく摂取するだけでなく、様々な有害物質の解毒に対しても、縦横無尽に適応できる体内外のシステムを備えていることが大切です。

ＭＤαの成分別効能は以下の通りです。

①生体のｐＨを安定化させ、栄養の輸送・吸収の改善、有害物質の排出を促進させる70種以上のミネラルとキレートする植物由来のフルボ酸は、基礎体温を上昇させ自然治癒力の発動が期待できます。

②腐食花崗岩を原料とした22種のミネラルは、ＡＴＰ回路での触媒として働き、鉱物・植物由来のナノ粒子化した珪素と共に有害化学物質をデトックスする効果があります。

③鉱物由来・植物由来の珪素は、皮膚や消化管などの上皮組織、骨・軟骨・靭帯などの結合組織、筋・神経組織などを維持する重要なミネラルであり、高い抗酸化・デトックス作用や血流改善、動脈硬化予防、腸内環境を改善する効果があります。

④海藻由来のナノコロイド有機ヨウ素は、甲状腺などに取り込まれエネルギー代謝を促進し、免疫力を活性化します。高濃度のコロイドヨウ素は癌細胞にも取り込まれて貪食した癌細胞を死滅させる効果もあり、甲状腺機能や糖代謝の改善、エイズを含むウ

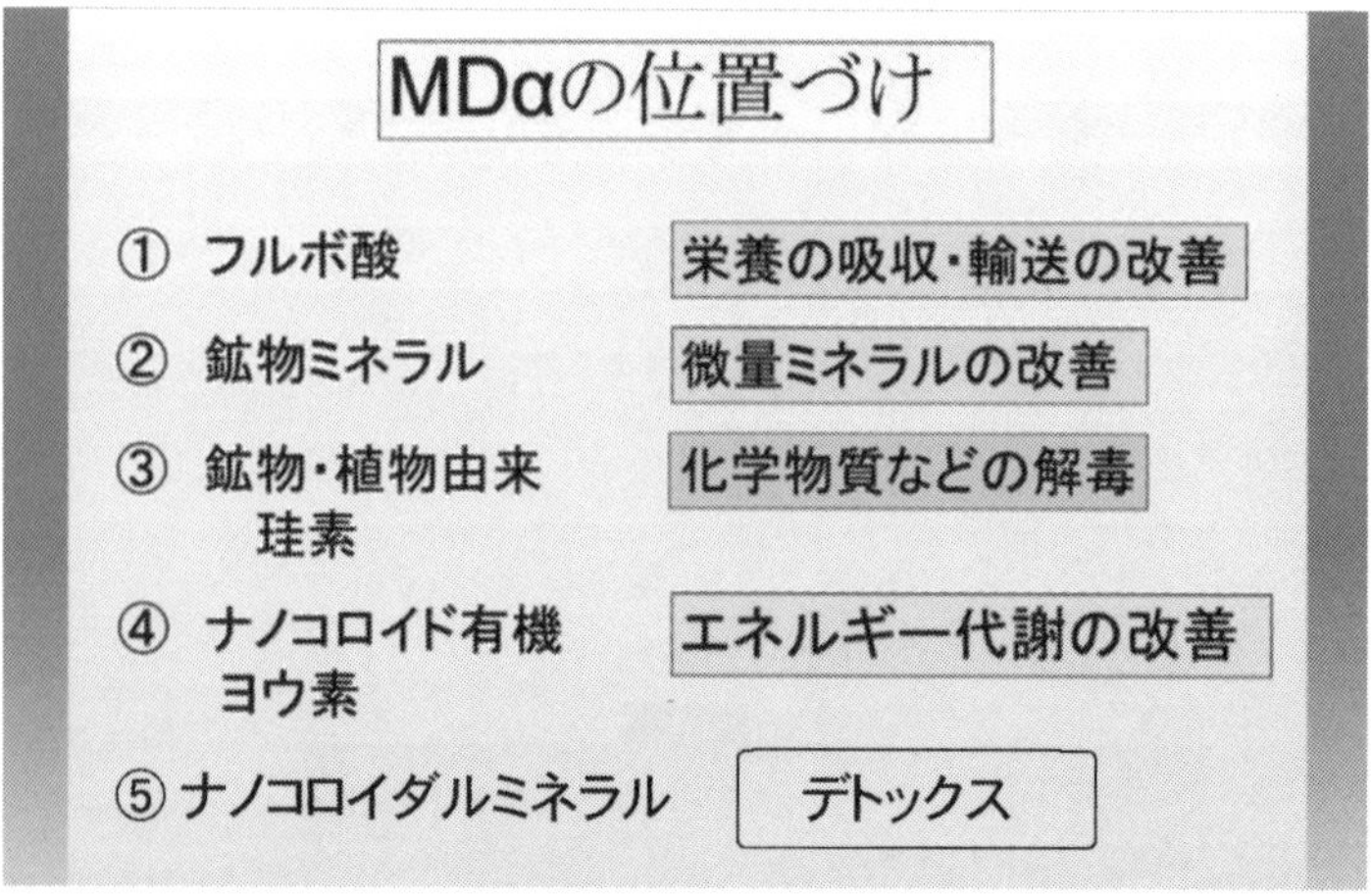

MDαの位置づけ

① フルボ酸　栄養の吸収・輸送の改善
② 鉱物ミネラル　微量ミネラルの改善
③ 鉱物・植物由来珪素　化学物質などの解毒
④ ナノコロイド有機ヨウ素　エネルギー代謝の改善
⑤ ナノコロイダルミネラル　デトックス

図表29：MDαを構成する各種成分の効能

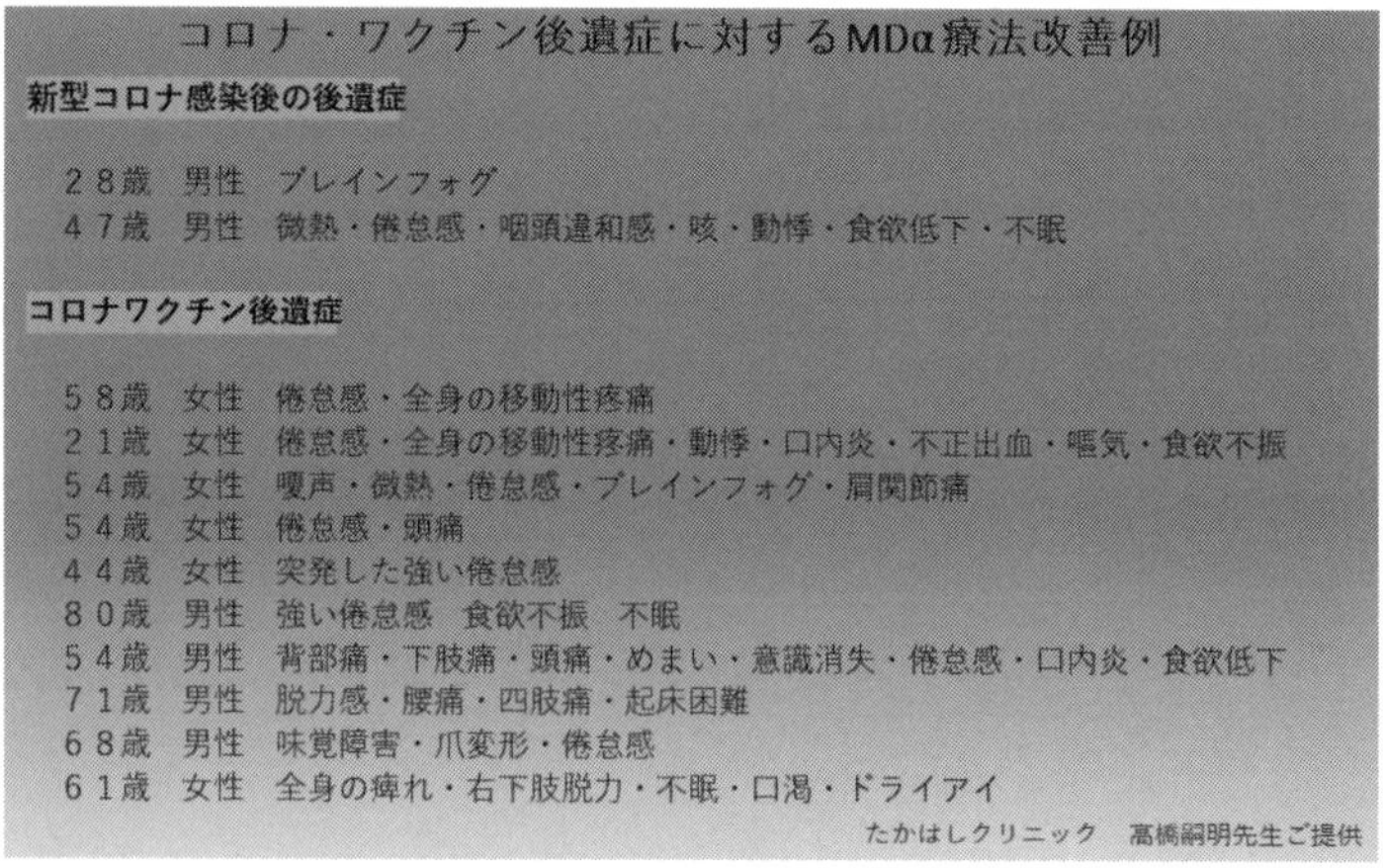

コロナ・ワクチン後遺症に対するMDα療法改善例

新型コロナ感染後の後遺症

２８歳　男性　ブレインフォグ
４７歳　男性　微熱・倦怠感・咽頭違和感・咳・動悸・食欲低下・不眠

コロナワクチン後遺症

５８歳　女性　倦怠感・全身の移動性疼痛
２１歳　女性　倦怠感・全身の移動性疼痛・動悸・口内炎・不正出血・嘔気・食欲不振
５４歳　女性　嗄声・微熱・倦怠感・ブレインフォグ・肩関節痛
５４歳　女性　倦怠感・頭痛
４４歳　女性　突発した強い倦怠感
８０歳　男性　強い倦怠感　食欲不振　不眠
５４歳　男性　背部痛・下肢痛・頭痛・めまい・意識消失・倦怠感・口内炎・食欲低下
７１歳　男性　脱力感・腰痛・四肢痛・起床困難
６８歳　男性　味覚障害・爪変形・倦怠感
６１歳　女性　全身の痺れ・右下肢脱力・不眠・口渇・ドライアイ

たかはしクリニック　高橋嗣明先生ご提供

図表30：コロナワクチン後遺症に対するMDα療法の症例

イルスや細菌への感染に対する予防効果も期待できます。

⑤ナノコロイダルミネラルといわれるフルボ酸は、細胞外体液であるリンパ液に働きかけて体内電位を高め、細胞の膜呼吸を助け、栄養と老廃物や化学物質のデトックスを促します（図表29）。

当院ではＭＤαの投与によって、コロナ／ワクチン後遺症として発症した脱毛（92ページ・写真1）や倦怠感、疼痛や感覚／運動障害、肝腎機能障害など様々な症状の改善や、結腸癌の肺転移、直腸癌の肝転移、肝細胞癌など進行癌での、悪液質やＱＯＬの改善がみられています。

図表30は、たかはしクリニックの高橋嗣明（つぐはる）先生からご提供いただいた、コロナ／ワクチン後遺症における改善症例の一部をまとめたものです。

詳しくは、高橋嗣明著『新型コロナ ワクチン後遺症の早期改善が叶う 薬物を用いない治療法』（創藝社）をご参照ください。

その13 ホメオパシーの有効性

ＣＯＶＩＤ-19感染症状治療に関する70数か国のプロジェクトが進行中のＬＭＨＩ（Liga Medicorum Homoeopathica Internationalis）では、各国の様々な症例に対して綿密なカウンセリングと英国やＥＵ諸国の薬局法に基づき厳正に製造されたレメディが、アグラベーションや薬物治療の副作用の管理が可能なホメオパシー医師によって処方されています。

また、Cliﬁcol（Clinical File Collection）COVID-19サポート・プロジェクトでは、世界各国のホメオパシードクターを中心に予測性能（Predictive Performance）リサーチが進められています。

コロナ後遺症（Long-COVID）においては、国際ホメオパシー医学会（ＬＮＨＩ）の報告やレパートリゼーション（症例を分析すること）によって、例えば味覚・嗅覚障害に対しては野生のアネモネの茎（Pulsatilla）が適するなど、様々なレメディによるコロナ感染症予防や入院期間の短縮、ワクチン接種前の不安感や接種直後の発熱や接種部位の腫脹（しゅちょう）／疼痛・アナフィラキシー症状の軽減など、ワクチン接種後副反応の補助療法としての有効化が、わが国をはじめキューバ・インド・オーストリアなど諸外国で報告されております。

これまでは、ワクチンそのもの（Nosode）がホメオパシーとして個別に試されてきましたが、現時点でNosodeに普遍的な効果がみられたという報告はありません。全体性（Totality）の把握に比べれば「COVID-19 Vaccine Nosode」という概念は末節にすぎないかもしれません。

ワクチン後遺症におけるホメオパシーの第一人者であるジェレミー・シェア（Jeremy Sherr）は、「伝染病は集団的な病気であるため、一つの組織体として扱うべきで、ワクチンによる感染流行（Vaccidemic）においても、どのレメディが効くかということよりも、一つの源泉（One Source）に到達すべく一つの全体性（One Totality）において、なぜ効くのかを考えることが最も重要」と説かれ、「敵を知り己を知れば、恐れるものは何もない（If you know the enemy and yourself, you need not fear the result）（孫子の兵法）」「すべての流れを止めコントロールしようとするワクチンによる感染流行の動機とは何か、症状として何が起きているのか、多くの患者を通して輝く一つの根元物質にたどりつく源流をさかのぼらなければならない」と説いています。

ジェレミーらがプルービングを進めている第7周期の元素テーマは「全世界的支配（7th Global Power）」であり、菌・エイズ・癌などに代表される真実・健康・社会の分解・崩壊・腐敗といった、乾癬（Psora）が満開を過ぎ朽ちた後のFarc Miasmの放射能的な権力

（FARC.RADIOACTIVITY.POWER）の影響を強く受けているといいます。

いわゆる一般のワクチン後遺症においては、これまでニオイヒバ（Thuja）、マチン（Nux Vomica）、発煙硫酸類（Olium An）、毒サソリ種（Androc）などのレメディの効果が報告されており、Farc Miasm の症例としてはエイズ（AIDS）、プルトニウム（Plutonium）が、全般性からはラドン（Radon）のプルービングが行われており、SRP（Strange 奇妙な、Race 稀な、Peculier 特有な）症状として、接種後副反応にハッキリとした宇宙やUFOの夢を見るというケースには、隕石（Meteo-a）や北極星（Lux-Polaris）などがレパートリーされ（アストラゼネカ製ワクチンによる視力障害にこのレメディが効いたという報告あり）、これらのレメディには科学を超えたロマンを感じます。

Torula（トルラ酵母）(Sacchromyces Cerevisiae）は、コロナウイルスなどの多様なRNA遺伝子を操作し再構築できる人工ワクチン製造の媒体酵母として使われています。

Rapid reconstruction of SARS-CoV-2 using a synthetic genomics platform/ nature.com.04 May 2020

Torula はニオイヒバ（Thuja）に類似し、予防接種を受けることでもたらされる多種の異物による免疫的被害から子供を守るレメディといわれています。

Covid Genus Vax Remedies (November 2021)

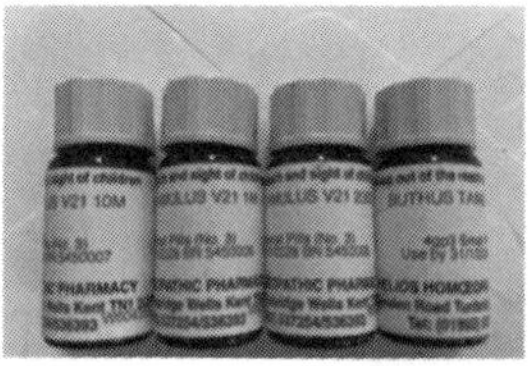

Remedy	Tried / Pending cases	Score *1-5	Indications
AIDS	T	***	Isolation, estranged, victim, stigma
Arnica	T	**	Blood, thrombosis, pains, COVID toes. says well when sick
Buthus-t (V-21)	T	*****	Blood nerves Respiration problems Chest pain Palpitations Thrombosis COVID toes Guillian-barre syndrome Fear heart will stop
Bothrops -l	T	***	Blood clots
Cactus	T		Heart sx
Crotalus h/casc	P		
Curare	P	*	Paralysis
Merc	T	**	
Meteo -a	P	**	Flow stopped abruptly eg blood Delusions, sees animals, black animals
Meteo -a	P	**	Flow stopped abruptly eg blood Delusions, sees animals, black animals
Nux- Mosch	T	**	Fatigue, sleepiness, dryness, Loss of taste and smell
Nux Vomica/ Strychninum	T P	***	Convulsions
Ol an	T	*	
Oncor	P	**	Menses problems, clotting
Plut Nit	T	***	Pain, clots, dreams
Polaris	T	**	Dreams space, stars, aliens
Radon	T	***	Covid like
Spigelia	P	**	Delusions, sees pointed trees
Thuja	T	****	Overall antidote Convulsions
Torula	T	***	Fungus sx

Dynamis November 9 2021

図表31：COVID-19ワクチンに対するレメディ（Dynamis The School for Advanced Homeopathic Studies 2021より）

血管神経障害などの全体性から示唆されたレメディとしては、ストリキニーネ（Strychninum）、アルニカ（Arnica）、水銀（Merc sol）、亜鉛（Zinc）などがあります（図表31）。

ジェレミーは、インドに生息する赤サソリ（Buthotus Tamales）のプルービング症状が、COVID-19ワクチン接種後の症状の多くの症状に類似していることを見出し、「V21」と名づけました。この赤サソリは潜在的に強力な心臓毒や神経毒をもっており、刺された際にはこの毒素によってカテコラミンの大量放出後の血管収縮や末梢性チアノーゼを起こすことが知られています。

赤サソリの毒素によって失語症や右片麻痺・無呼吸・肺水腫・肺胞出血・腎梗塞や下肢潰瘍など血栓症や心血管疾患に関わるプルービング

Buthotus tamales Toxicology
By Dr. Michel S. Bonnet
Links 2000

The biotoxicology of the Indian red scorpion, Buthotus tamulus, is a first step towards its provings and subsequent establishment as a Homeopathic remedy in the Materia Medica Homeopathica.

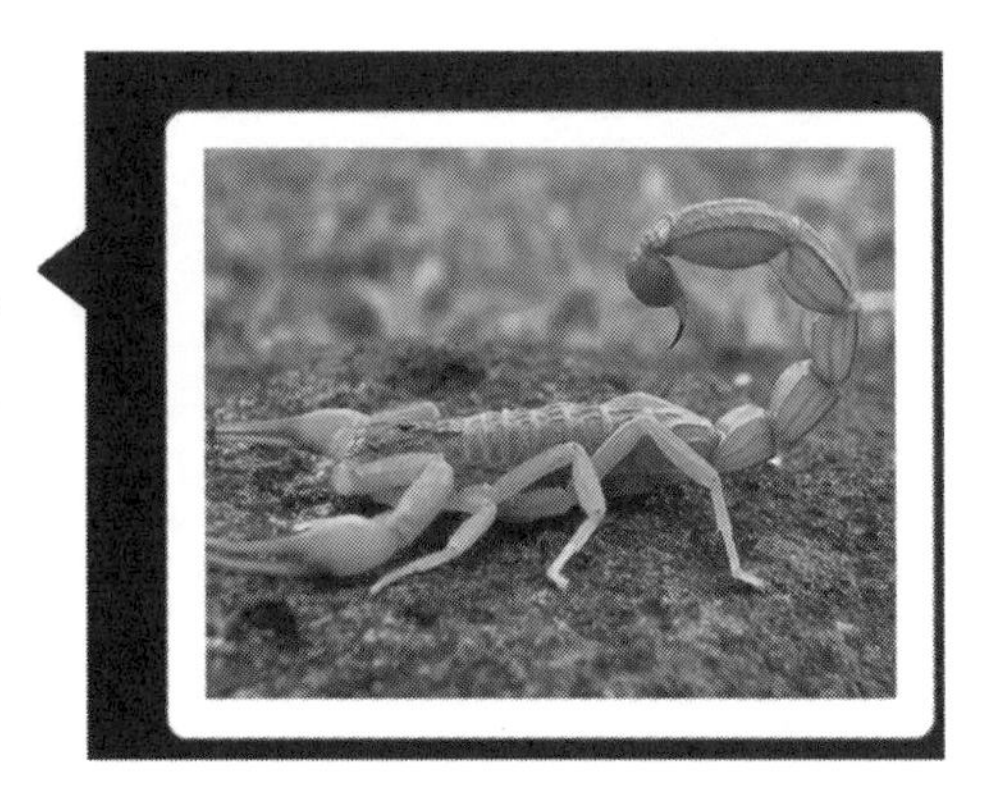

図表32：インド産アカサソリ Buthorous tamulus の生物学的毒性のプルービングは、コロナワクチン後遺症に対するホメオパシーレメディの最初の一歩であった。

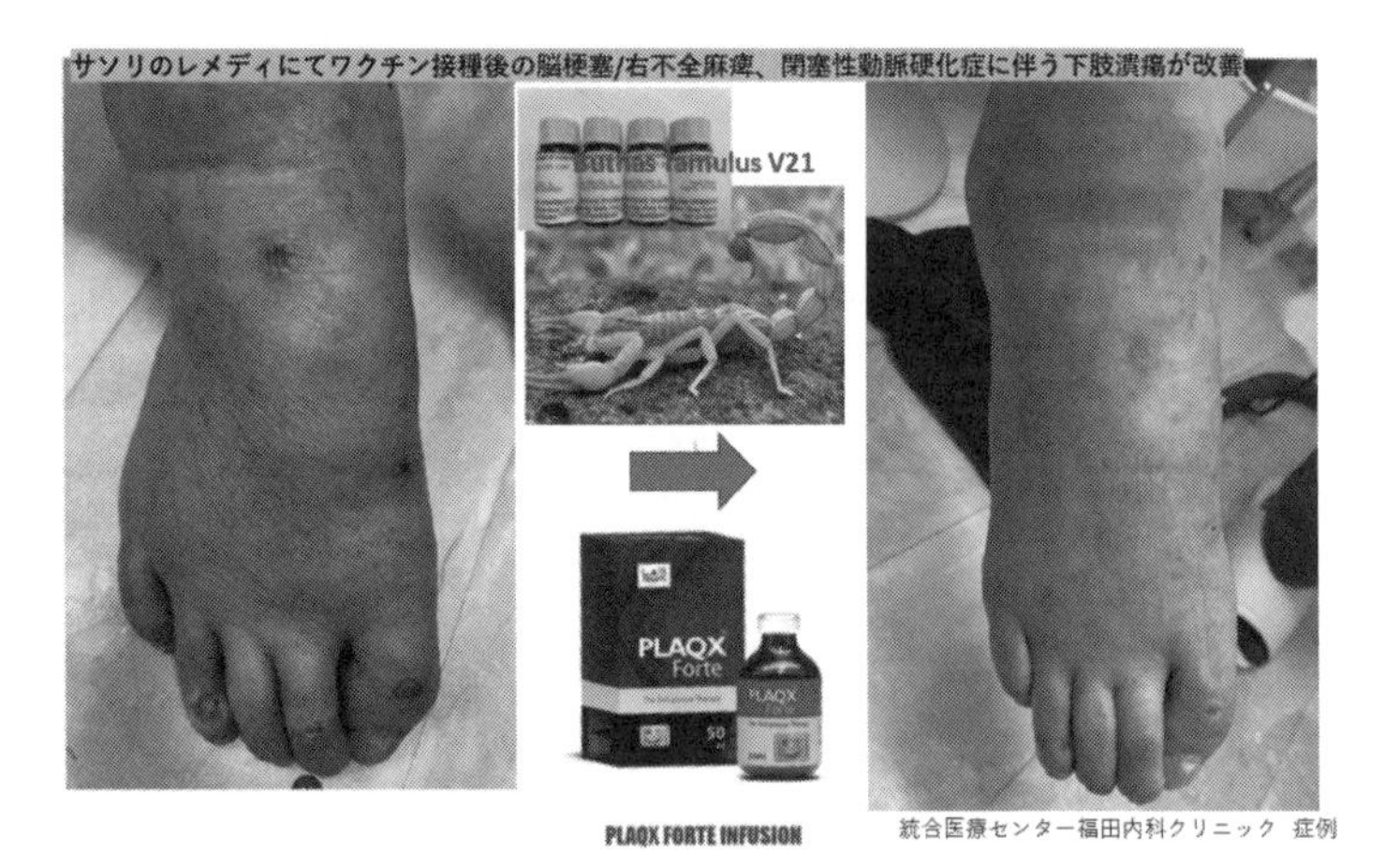

統合医療センター福田内科クリニック　症例

図表33：アカサソリ Buthorous のレメディと PLAQX® 投与にて、COVID TOE による閉塞性動脈硬化症が改善する。

症状が引き起こされることから、このレメディによるワクチン接種後の血液凝固系疾患や期外収縮や頻脈、耳鳴り、消化器症状や帯状疱疹などの改善がイスラエルなどで報告されています（図表32）。

当院においてもうっ血性心不全による肺水腫、ワクチン接種後の脳梗塞による右不全麻痺・失語症や、足趾の循環不全（Covid Toes）といわれる末梢循環不全、すなわち閉塞性動脈硬化症による下肢潰瘍に赤サソリとPLAQ X®[※19]という血栓溶解療法の併用が著効した症例を経験しています（図表33）。

※19　Cell Membrane Therapy: Clinical Practice in Brain, Liver and Cardiovascular Diseases / Prof. Dr. Mike K.S. Chan, Prof. Dr. Yuriy Nalapko (Matador)（邦題『細胞膜療法　脳・肝臓・心血管系疾患の臨床実践』木村一相総監修／株式会社サンシナジー）

そのほか、ワクチン後遺症に対しては、Bothrops lanceolatusというアメリカハブ属の蛇やOncorhynchus tshawytschaというサーモンのレメディなども、ワクチン副反応に対する有効例として報告されており、鮭のレメディは血栓形成疾患や、ワクチン接種後の月経異常や不妊症などに投与されています。

ホメオパシーのレメディ投与に際しては、独りよがりな思い込みによるセルフケアを避け、通常治療の妨げにならないように医師指導のもとでの補助療法として、国際的な資格を有するホメオパスによる十分なカウンセリングを受けることをお勧めしています。

その14　エクソソーム点滴の有効性

2021年にmRNAワクチン（BNT162b2：ファイザー－BioNTech）による免疫活性化の新規メカニズムとして、ワクチン接種によりCOVIDスパイク蛋白を含む循環エクソソームが誘導されることが報告されています。

Cutting Edge: Circulating Exosomes with COVID Spike Protein Are Induced by BNT162b2 (Pfizer–BioNTech) Vaccination prior to Development of Antibodies: A Novel Mechanism for Immune Activation by mRNA Vaccines /J Immunol November 15, 2021, 207 (10)

この論文では、ワクチン接種後に細胞内で量産されたエクソソーム内のスパイク蛋白は、14日目が最大量となり、ワクチン接種者の血中において4か月以上にわたってスパイク蛋白をもつエクソソームが循環しており、スパイク蛋白を発現するエクソソームを受け取る

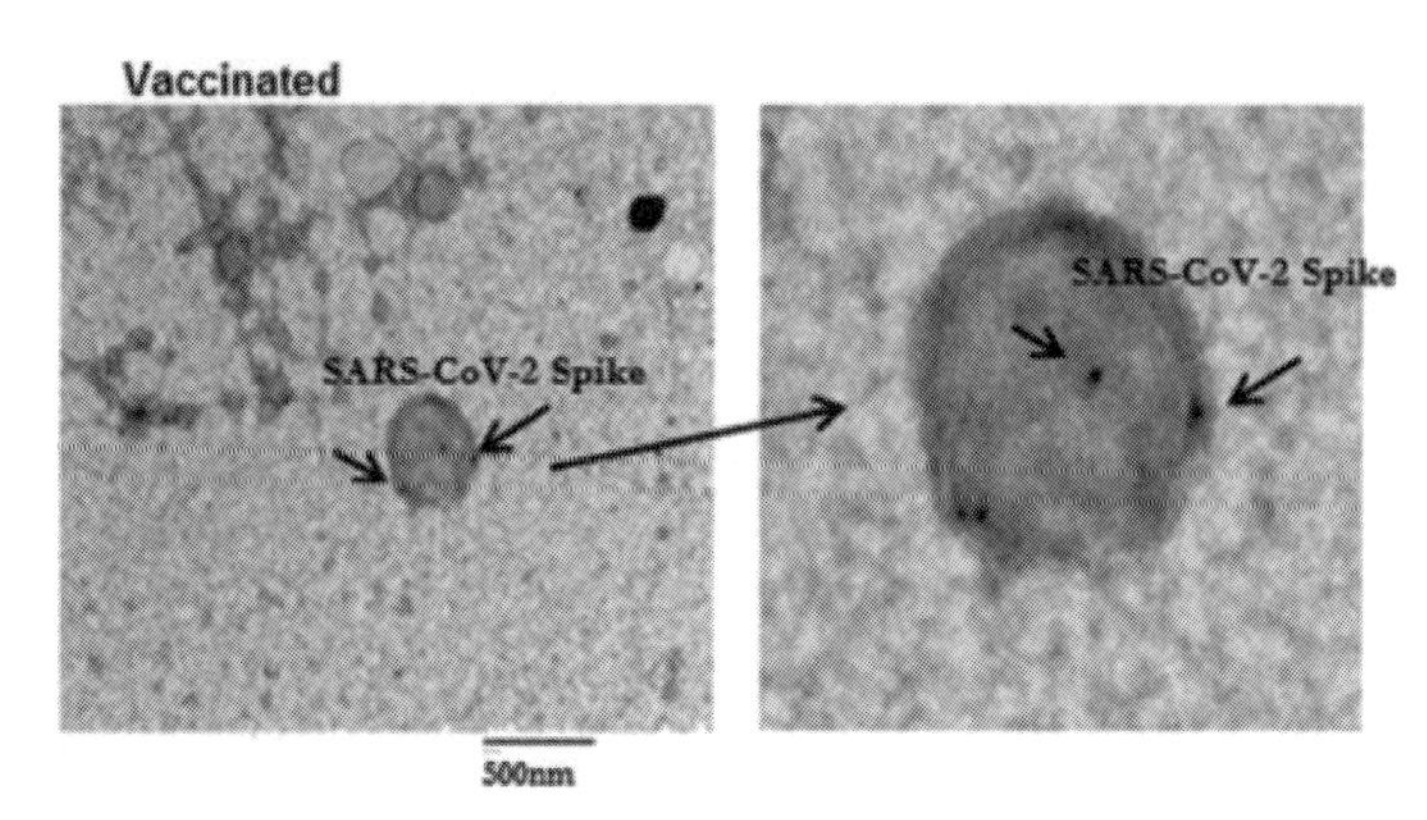

図表34：ワクチン接種者のSARS-CoV-2スパイク陽性エクソソームを示す透過型電子顕微鏡画像

ことで細胞性免疫が刺激され、炎症を起こすことが報告されています（図表34）。

間葉系間質細胞（ＭＳＣ）は当初「間葉系幹細胞」と呼ばれ、細胞分化や細胞置換によって幹細胞として治療的に作用すると考えられていました。ＭＳＣの効果が主にパラクリン因子によって媒介されることが明らかになった後に、ＭＳＣ幹細胞の性質が追究され、間葉系間質細胞または「薬用シグナル伝達細胞」が、より適切に標識されることができるようになりました。

ＭＳＣが、すべての細胞型によって分泌される直径約50～１０００nmの小胞である細胞外小胞（ＥＶ）の放出を通じて、多くのパラクライン効果を発揮することがわかり、近年MSC-sEV（小型間葉系間質細胞）は特に臨床試験においても有望な治療薬として注目されるようになりました。

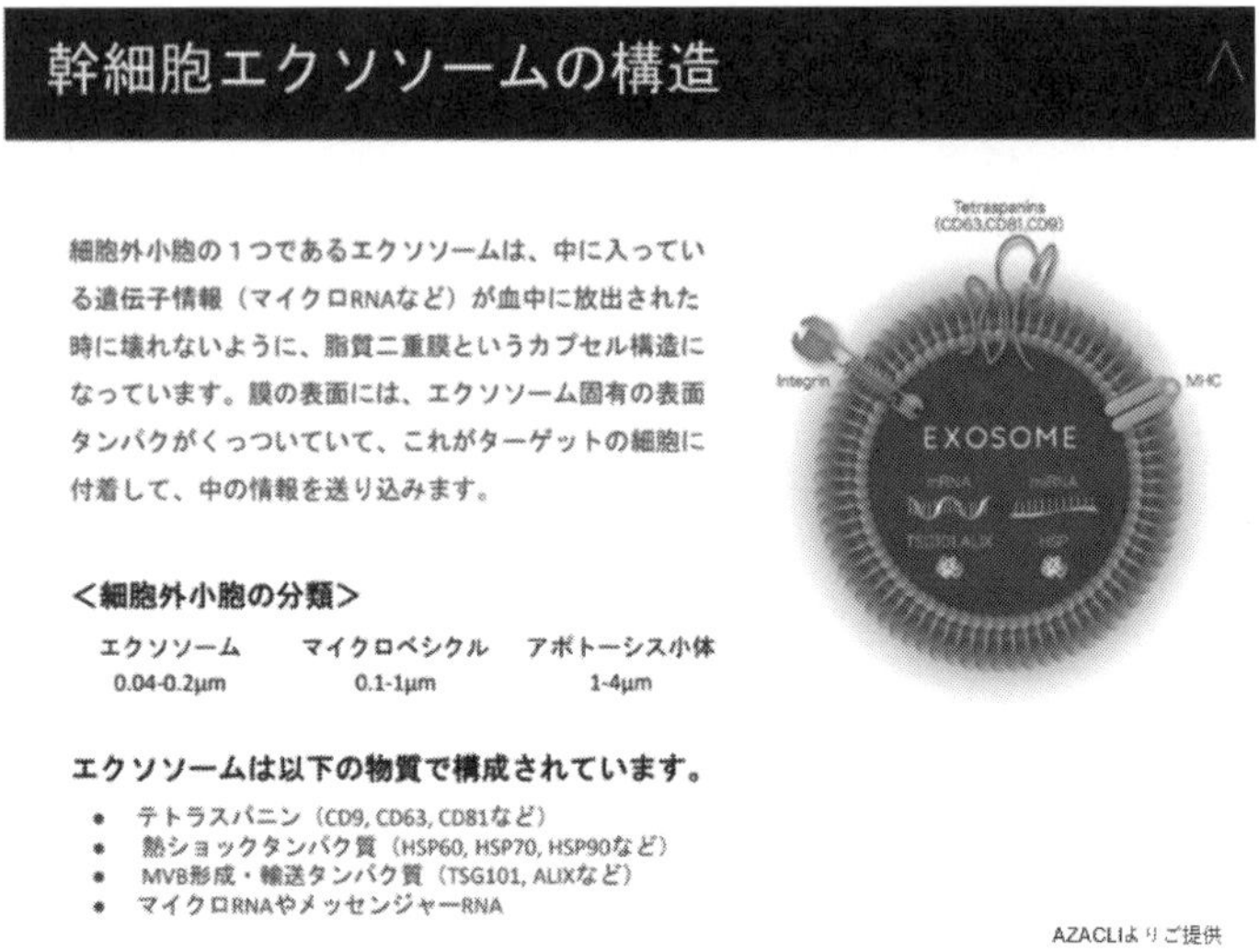

幹細胞エクソソームの構造

細胞外小胞の１つであるエクソソームは、中に入っている遺伝子情報（マイクロRNAなど）が血中に放出された時に壊れないように、脂質二重膜というカプセル構造になっています。膜の表面には、エクソソーム固有の表面タンパクがくっついていて、これがターゲットの細胞に付着して、中の情報を送り込みます。

＜細胞外小胞の分類＞

エクソソーム	マイクロベシクル	アポトーシス小体
0.04-0.2μm	0.1-1μm	1-4μm

エクソソームは以下の物質で構成されています。

- テトラスパニン（CD9, CD63, CD81など）
- 熱ショックタンパク質（HSP60, HSP70, HSP90など）
- MVB形成・輸送タンパク質（TSG101, ALIXなど）
- マイクロRNAやメッセンジャーRNA

Tetraspanins
(CD63,CD81,CD9)
Integrin
MHC
EXOSOME

AZACLIよりご提供

図表35：幹細胞エクソソームは、固有の膜蛋白が標的細胞に付着後、マイクロRNAやメッセンジャーRNAなどの遺伝子情報を送り込みます

細胞外小胞の一つである幹細胞エクソソームにおいては、固有の膜蛋白が標的細胞に付着し、マイクロRNAなどの遺伝子情報を送り込むことによる（図表35）、抗炎症作用・細胞修復作用・免疫調整作用のほか、血管新生や細胞遊走の作用をもたらすことが考えられております（図表36）。

当院では麻布クリニック（AZACLI）より「研究用試薬」として提供いただいた「Pure Exosome™」によるエクソソーム点滴を、国内で初めて新型コロナ／ワクチン後遺症患者に施行し、倦怠感・疲労感、頭痛・頭冒感（ブレインフォグ）、腎機能障害をはじめとする様々な症状や随伴する疾患に

幹細胞エクソソーム

考えられている作用

- 抗炎症作用
- 組織修復作用
- 免疫調整作用
- 血管新生
- 細胞遊走

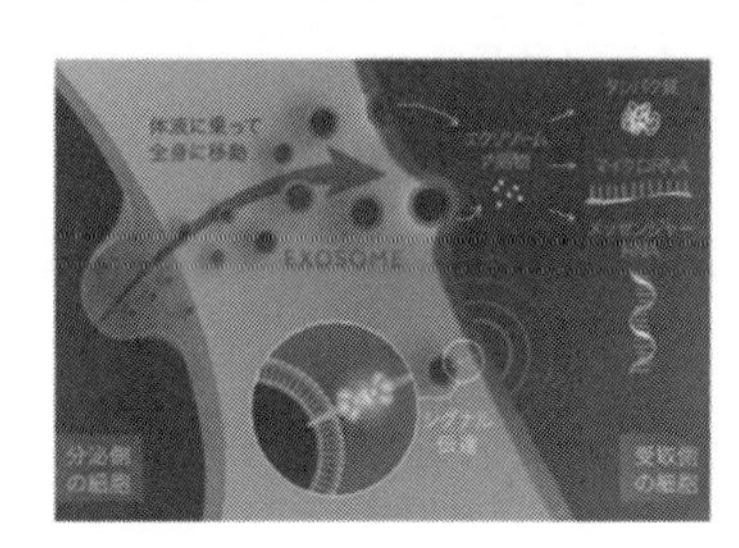

- 幹細胞による異所性腫瘍の形成、肺微小血管系の巻き込み、免疫拒否反応を回避できる。
- miRNAは核内に取り込まれないので、遺伝子改変は起きない。他家の物を使っても拒否反応がない。
- エクソソームは体内で1～2日で消滅する。

AZACLIよりご提供

図表36：エクソソームの抗炎症作用・細胞修復作用・免疫調整作用など

ワクチン後遺症に対する幹細胞エクソソーム改善効果

	改善率	改善数/症例数
倦怠感・易疲労感	82%	9/12
LOH・ED	75％	3/4
頭痛・頭冒感	67%	6/9
うつ・無気力	57%	4/7
筋肉痛・関節痛	55%	5/9
筋力低下・感覚障害	43%	3/7
不眠・傾眠	33%	3/10
皮膚症状（湿疹・肌質）	27%	3/11
起立・歩行困難	25%	1/4
脱毛	20%	1/5
廃用症候群	50％	1/2

※エクソソーム 2回以上点滴終了1週間後の各種ワクチン後遺症の 改善効果

統合医療センター福田内科クリニック調べ

図表37：ワクチン後遺症に対するエクソソーム治療症例（2022年）

対する臨床効果を上げております（図表37）。

その15　NMNを凌ぐサーチュインブースター、5デアザフラビンとは

当院では2022年初頭から倦怠感などのコロナ／ワクチン後遺症症例に対して、内服や点滴などでのNMN投与を行っております。

NMNの上位互換である5デアザフラビン（TND1128）は長寿サプリとして注目されているNMNより、ミトコンドリア活性が数十倍であることが、国際特許で認められています。また、もう一つの主機能であるサーチュイン遺伝子の活性化も、NMNの数倍であることが報告されています（図表38）。

フラビンとはそもそもビタミンB_2のことで、NMNがビタミンB_3骨格なのに対して、5デアザフラビンはビタミンB_2骨格です。数百通りにカスタマイズが可能な化学構造式の中で、最良のものはTND1128と名づけられています。

銀座アイグラッドクリニックの乾雅人院長らは、同院の倫理審委員会の承認を得た上で、TND1128による透析導入の回避や末期癌患者のQOL改善、I型糖尿病や難治性高血圧の改善、コロナ後遺症や認知症の改善効果を観察研究で確認しています。

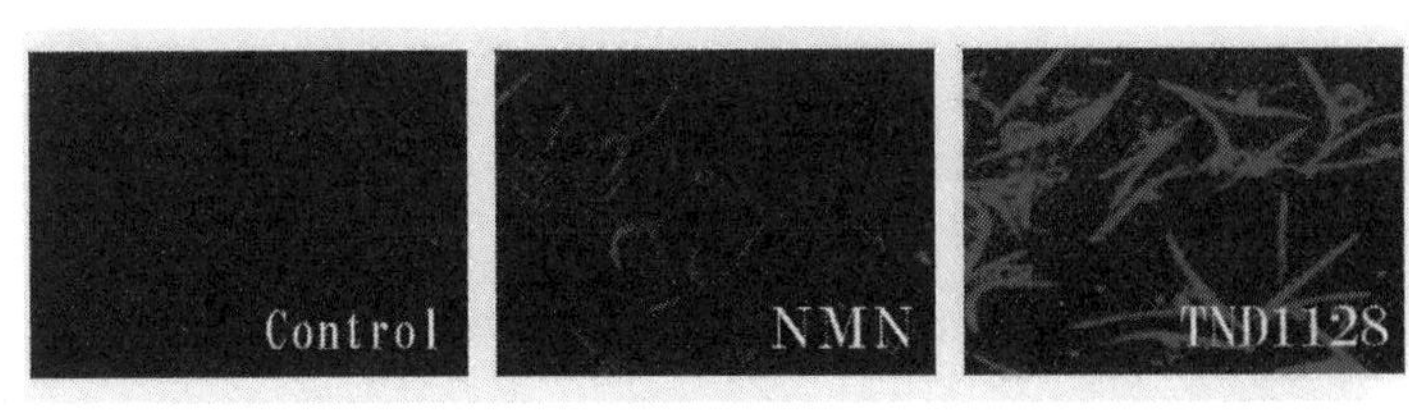

図表38：ミトコンドリアの活性比較：Mito Tracker Red染色にて、通常状態のミトコンドリア（Control）に比べて、NMN投与ではエネルギー（ATP）の生成が赤色発光にて確認され、さらにTND1128投与ではATPの生成がNMNの数十倍強力であることが認められた

将来的には、幹細胞などによる成長因子、成長ホルモン等、正常細胞の減少に対する「細胞活性化治療」と、この5デアザフラビンという老化細胞除去薬（細胞レベルで老化という阻害要因を除去）＋サーチュインブースター（遺伝子レベルで老化という阻害要因を除去）である「抗老化治療」の両輪でのコロナ／ワクチン後遺症治療が必須となる時代の到来が期待されます。

当院でもコロナワクチン接種を重ねるごとに腎機能障害が進行していく症例や、糖尿病や高血圧・膠原病（こうげんびょう）などの原疾患に起因する慢性腎臓病（CKD）や腎切除後の腎機能低下症例において、SGLT2阻害薬や、ミネラルコルチコイド受容体（MR）拮抗薬、幹細胞治療などが適合しなかった患者において、TND1128投与によって腎機能が回復することで透析導入が回避されたケースを数例経験しており、腎移植を待機されている方々においても5デアザフラビンの投与を検討していただいており、これらの慢性腎臓病（CK

D）のほか、ヤコブ病をはじめとする脳炎や、神経変性疾患に対する臨床効果も経験しております。

その16 ラドンα線治療のワクチン後遺症治療の可能性について

当院では全国の医療施設にさきがけ、コロナ／ワクチン後遺症に対するラドンα線治療を始めています。

これまで、帯状疱疹をはじめとする様々なワクチン接種後に増悪・発症する皮膚疾患や、関節リウマチなどの自己免疫疾患、「ターボ癌」と称されるワクチン接種後に急速増大・転移する悪性腫瘍や白血病などの疾患や、肺炎・心筋炎後の呼吸不全や心不全、鬱や認知症・脳炎による意識障害など精神・神経疾患のリハビリ患者に対して、ラドンα線治療を施行し、一部の疾患ではα線治療の効果がみられています。

精神疾患に伴う炎症反応には活性化ミクログリアからの活性酸素やROS／サイトカイン産生による神経細胞の損傷が考えられており、γ（ガンマ）線（0・25～0・5Gy：数時間）の照射ではグルタチオンの増加やNK細胞の活性化、DNA修復能の向上など、低線量放射線が免疫バランスの正常化や抗酸化作用を促進させることが、動物実験で認められております。ラドンα線の臨床治験においても、ブレインフォグによる思考力低下や、てんかん・統合失調症・認知症などの精神・神経疾患の改善や抗精神病薬などの対症療法からの離脱が報告されています。

一方で癌治療においては、直接的な放射線照射治療の標的となる腫瘍組織のみならず、非標的／転移癌組織に対しても同時に縮小するアブスコパル効果（＝バイスタンダー効果）が、免疫療法と放射線治療との併用（免疫放射線療法）で報告されています。

これまで、急性期のCOVID-19感染症に対する低線量率小線源療法（LDR）による改善効果が報告されております。[※20]

エモリー大学でのCOVID-19肺炎の低線量肺照射治療では、両肺低線量（1・5Gy）放射線単回治療に起因する急性毒性は認められず、24時間以内に4人の患者が酸素吸入療法から離脱しました。[※21] イランのテヘランにある医科大学では酸素投与が必要中等度の10人の被験者のうち5人に0・5Gyの低線量全肺放射線を、他の患者には1・0Gyを単回照射したところ、急性放射線毒性は認められず、そのうち4人は1日以内に酸素飽和度と体温、IL-6とCRPの値の改善傾向を示し、9人に酸素飽和度の改善がみられ、5人は退院できたことから、[※22] COVID-19関連肺炎に対する低線量放射線療法として有用である可能性が示唆されています。

このほど、株式会社リードアンドカンパニーが開発されたαレスピロRn（ラドン）（図表39）は、各疾患に応じて2000万Bq／㎥以上の最適な放射能量のラドン吸入の調節ができる、LEAD・ネブライザー方式の併用により、世界の放射線治療研究者が提唱するのとほぼ同一レベルのラドン線量（100~250mGy）を安定して供給することが可能となりました。当院でもコロナ／ワクチン後遺症や癌患者に対してαレスピロラドンによる放射線治療を施行しております。

※20 Ameri A., et al (2020), Int. Nat. Radiat. Oncol. Biol. Physics 26, 601-604.

※21 Cancer. 2020 Dec 1;126（23）:5109-5113. doi: 10.1002/cncr.33130. Epub 2020 Sep

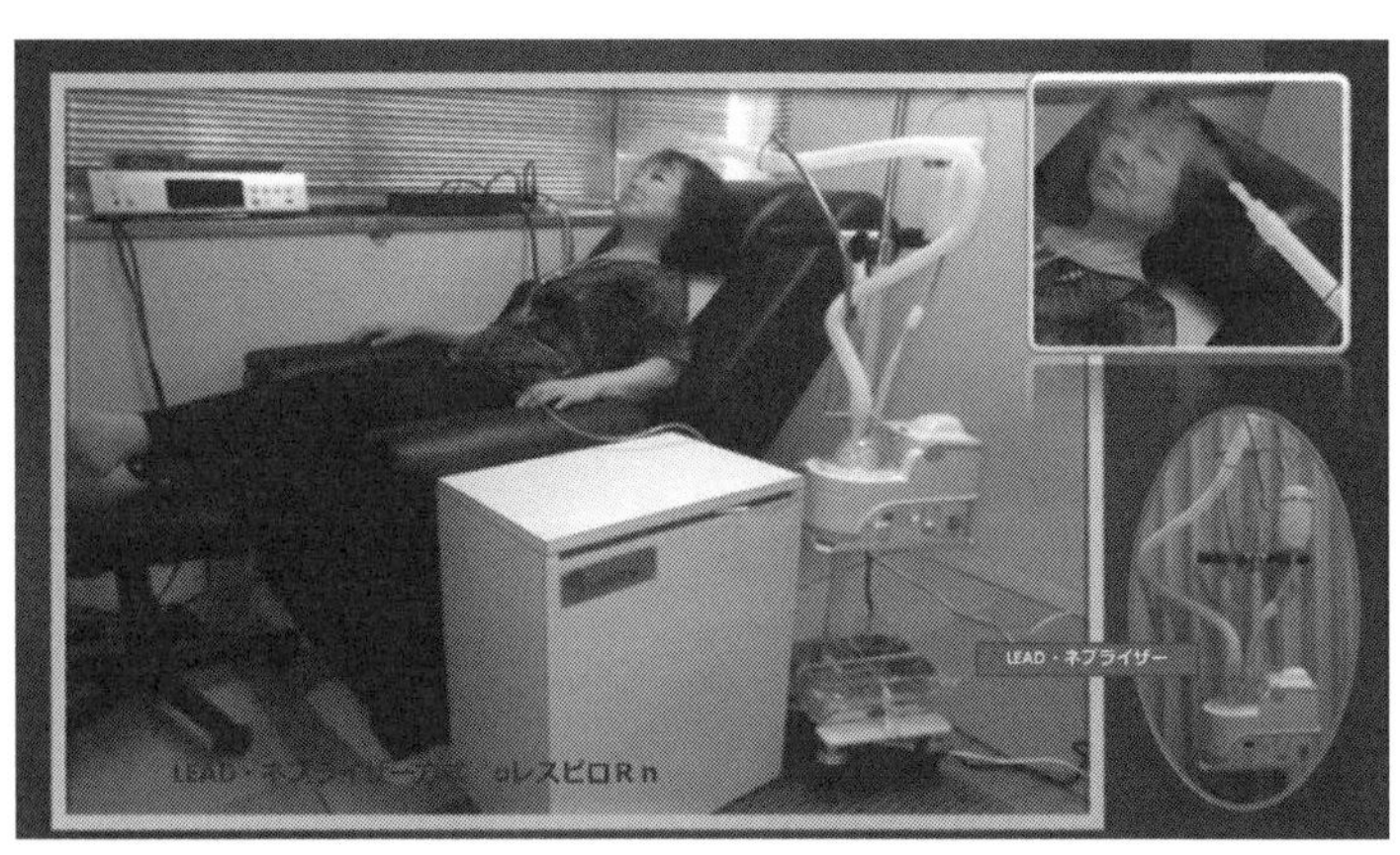

図表39：LEAD・αレスピロRn（ラドン）によるα線治療の様子

28. Low-dose whole-lung radiation for COVID-19 pneumonia: Planned day 7 interim analysis of a registered clinical trial

※22 Low-Dose Whole-Lung Irradiation for COVID-19 Pneumonia: Final Results of a Pilot Study / International Journal of Radiation Oncology·Biology·Physics Volume 109, Issue 4, 15 March 2021

また、ウラン・トリウムを含む放射線（β線・γ線：7・57μSv／h）ベークライト樹脂チップで製造された天然ラジウム温浴器のホルミスウェアー®による入浴や、120万Bq以上のラドン吸入によるホルミス効果が実証されているHealthy Radon®（販売代理店：ボタニック・ラボラトリー株式会社）を家庭用のラドン療法として在宅診療の一環で導入しております。

その17 Medicated Hot Tab®の効用検証

バイオレゾナンス（Biorezonanz：生体の共鳴）漢方研究会（濱田吉通主宰）では、出雲地方をはじめ世界各国の名泉・名湯を分析し、独自の漢方創薬やバイオレゾナンスプログラムを開発してきました。同研究会での薬用メディケイテッドホットタブ®（Medicated Hot Tab®）のバイオレゾナンス分析では、宿主抵抗性遺伝子プログラムのすべてに共鳴がみられたほか、アトピー性皮膚炎（Atopic dermatitis）、しもやけ（Chibrain）、掌蹠膿疱症（Pusturosis palmaret plantaris）、抗利尿ホルモンの調整（Functional regulation of ADH）、過伸展した靭帯（Over-stretched ligament）、筋肉の損傷（Muscle Injury）、皮膚の防御機能向上（Enhancement of skin barrier function）、副腎皮質機能不全（Adrenal cortex dysfunction）、末梢循環の抵抗（Peripheral circulation resistance）、寒季における皮膚の保温（Keep the heat of skin at cool seasons）、遊離したゾヌリンの解毒（Detoxification of liberated Zonulin）などへの共鳴が報告されています。

経皮吸収された炭酸ガスの血流促進には、重炭酸イオンが関与していると考えられています。マウスに中性炭酸水素イオン水（ＮＢＩＷ）を浴びせると、末梢血管内皮一酸化窒素合成酵素（ｅＮＯＳ）のリン酸化と一酸化窒素（ＮＯ）の産生を介しての血中炭酸水素濃度の上昇と血流量の増加がみられ、ヒト臍(さいたい)帯静脈内皮細胞においてもｅＮＯＳのリン酸化とＮＯ産生が増加し、ＮＢＩＷにおいては活性酸素消去活性が認められています。

また、自覚的な寒冷不耐性を有する30～59歳の男女を対象とした試験においては、中性重炭酸温浴は対照液での温浴よりも体温上昇が早く、悪寒や睡眠の質の改善が確認されました。このことより、経皮吸収された二酸化炭素は重炭酸イオンに変化し、それが内皮細胞に直接作用してeNOSのリン酸化により血液中のNO産生が促進されることで血管が拡張し、血流が改善すると考えられます。

The effects of bathing in neutral bicarbonate ion water/ Scientific Reports｜(2021) 11:21789

また、医療法人社団タイオン サーモセルクリニック理事の奴久妻智代子（やくづまちよこ）医学博士らは、中性重炭酸温浴の継続が体温の上昇や自律神経機能を強化し、通年性の冷えに効果的であることを第84回日本温泉気候物理医学会で報告しています。

これまで当院（福田内科クリニック）では、アトピー性皮膚炎・尋常性乾癬・掌蹠膿疱症などの慢性難治性皮膚疾患における、重炭酸入浴剤である薬用メディケイテッドホットタブ®（Medicated Hot Tab®）の効果を報告してきましたが（2020年9月　株式会社ホットアルバム炭酸泉タブレット Press Release）、現在はコロナ／ワクチン後遺症における副腎機能不全での全身倦怠感や脱力、血圧や血糖の乱高下や末梢循環障害、上皮や筋組織、神経・結合組織の損傷修復などに対して、メディケイテッドホットタブ®の効果を検証しています。

その18 幹細胞医療について

ＣＯＶＩＤ-19ワクチン接種後においても、SARS-CoV-2ウイルスに感染することは多く、免疫力の低下した高齢者などでは特に、感染を繰り返すごとに臓器へのダメージを受けやすくなることが想定されています。

免疫強化で重要なことは事前に予防することです。胸腺は65歳を過ぎると機能が低下し、新たにＴ細胞をつくることができません。すでに何らかの疾病を患っている場合は、さらに早く胸腺の機能が低下し、新たなＴ細胞が形成されないことがあります。

感染症や癌などで臓器が弱っているケースにおいては、マクロファージ活性化因子であるGcMAFなどの幹細胞による再生治療が有効です。※23

ＣＯＶＩＤ-19感染予防のための免疫力強化には、胸腺由来のNOP Thymus®と、単球由来のNOP STF®の投与が、社会的な諸事情でＣＯＶＩＤ-19ワクチン接種を迫られる場合は、接種前にＮＯＰなどの幹細胞ペプチドの投与が推奨されています。

さらに、これらの抽出物が配合されたMO/NOP The Pandemic Emergency Immune Booster®はＣＯＶＩＤ-19感染の予防として、MO/NOP The Pandemic Emergency

Recovery Booster®はＣＯＶＩＤ−19感染の緊急回復時に、MO/NOP The Pandemic Post-Recovery Booster®は感染回復期における投与が、ＥＷ／ＭＭＪ会長のProf. Dr. Dato Sri Mike Chan（マイク・チャン博士）らによって推奨されています。当院でも、ＣＯＶＩＤ−19感染急性期の重症化予防や回復期治療、コロナ／ワクチン後遺症、自己免疫性疾患や癌患者において、これらMF Plus製品の有効性をMMJ Academyなどで報告しています（MF Plus製品：日本輸入総代理店は株式会社サンシナジー）。

※23　Stem Cells in Regenerative Medicine: Carpe Diem – Carpe Vitam! / Mike K.S. Chan, Dmitry Klokol（Matador）

その19　The RASHA®（ラーシャ）によるスカラー場治療

疾患（DIS-EASA）とは意識／エネルギーの振動的不調和の結果であり、それらは形態形成場の集団的不一致（マヤズム）による非コード遺伝子のエピジェネティックな電磁気的障害（スカラー波の歪み）によって引き起こされるといわれています。

ニコラ・テスラ、アントワーヌ・プリオレ、ロイヤル・Ｒ・ライフらのテクノロジーを結集した、The Rasha® Scalar-Plasma-Crystalline Sound Harmoniser技術は、スカラーコ

The Rasha®によるQuinton®（キントン水）の構造化

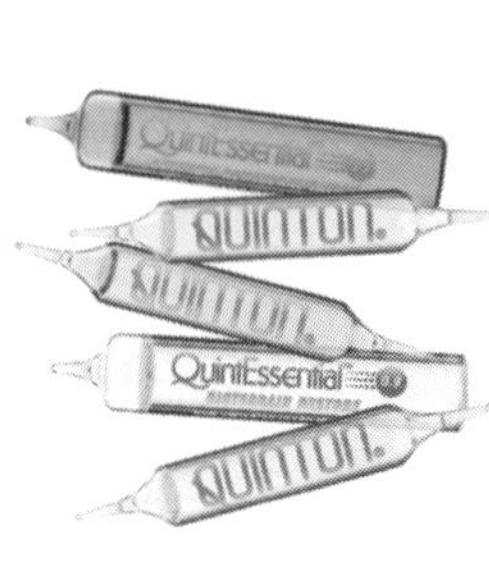

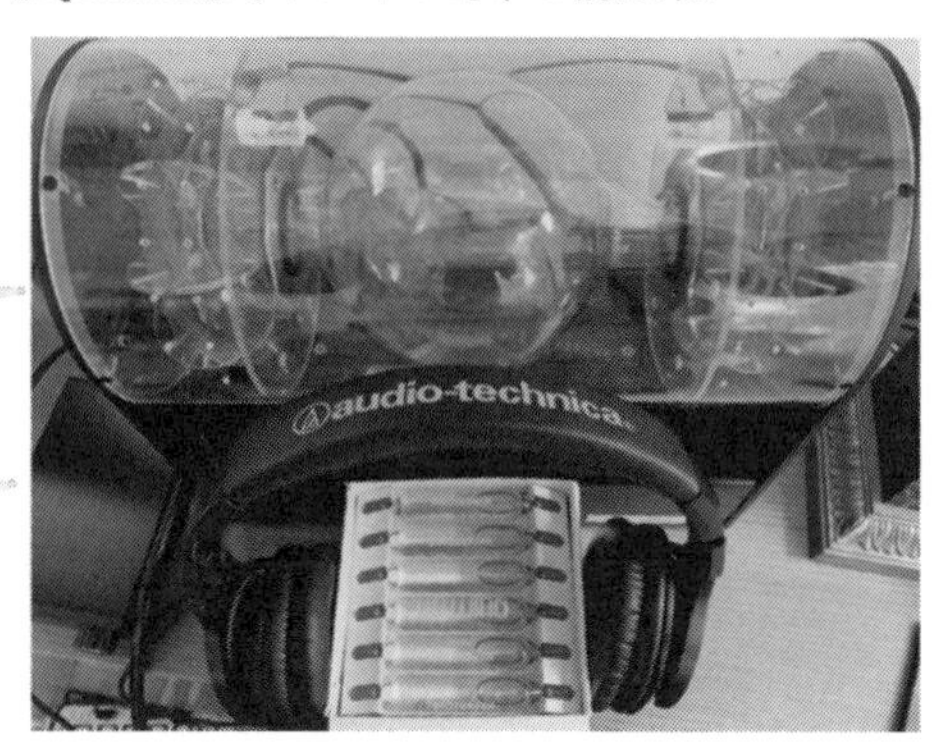

図表40：The Rasha® による Quinton® の構造化（情報提供元：Quinton/The Rasha 日本輸入総代理店 株式会社サンシナジー）

イルにプラズマガスを融合することで、形態形成場であるスカラー場およびライフ周波数を発生することができます。さらに The Rasha® は、位相共役（時間反転）波を含むスカラーＥＭ波／信号により、形態形成暗号化格子を再プログラミングすることで、ジャンクＤＮＡ変異を修復し再パターン化を促します（図表40）。

The Rasha® は罹患した細胞においても、体内の損傷細胞再生システムを調和させることで、正常な細胞再生を構築できると考えられている次世代型のエネルギーデバイスです。

The Solar Synthesis-Deuterium Depletion-Hydrolase Transfiguration Principle / International Journal of Scientific & Engineering Research Volume 10, Issue 3, March-2019

マウスＥＳ細胞を超低周波磁界に暴露させると、ＧＡＴＡ−４とＮｋｘ−２・５の発現が引き起こされ、人をはじめとする動物種で心臓系統促進遺伝子として作用し、ＥＳ由来の心筋細胞における分化効率が著しく高まるなど、低周波磁場の利用によって様々な幹細胞分化の促進が報告されています。

Turning on stem cell cardiogenesis with extremely low frequency magnetic fields/FASEB J. 2005 Jan;19(1)

当院では、自閉症／発達障害や脳性小児麻痺、認知症などの精神／神経難病やリウマチ性間質性肺炎、悪性腫瘍などにおいて、The Rasha®によるセッションや、キントン水（Quinton®）の構造化によって、細胞再生システムの活性を加速し強化させる体系的な再調整効果を検証し、様々な疾病の予防や改善が示唆されることを日本統合医療学会等で報告してきました。※24

「Lagoon Lullaby」と「Holon」は、「The Rasha®の周波数音源を参考に制作されたアルバムです。

「Lagoon Lullaby」は２０２０年春に、いわゆるコロナ系全般に対する調性（Tonal）で制作され、「Holon」は２０２１年10月にワクチン以降の社会を考慮し、ロイヤル・Ｒ・ライフの導き出した周波数をもとに生まれたTonal音楽となっています。

地球の息吹といわれるシューマン周波数やソルフェジオ周波数、ライフが導き出した、身体の各部位や病因、症状や疾患に働きかける周波数をTonal音楽として構築し、作曲するという初の試みのアルバムで、空間サウンドクリエーターの中嶋恵樹（けいじゅ）さんのもとには、ワクチン接種後に帯状疱疹を患った方より、「Holon」を聴くようになってから発疹のかゆみや神経痛が収まり不眠が改善したなどの体験談がよせられております。

※24　発達障害・自閉症医療の最前線（「aromatopia」No.161／フレグランスジャーナル社）

中嶋恵樹さんの特典音源のダウンロード案内

その20　再現性ある生体周波数測定補正機器Ｆ－ＳＣＡＮ５

周波数測定器であるFrequency SynthesizerのＦ－ＳＣＡＮ５（Fineware Version FS5

【コロナワクチンのアンプルを用いた周波数測定】

①Pfizer社

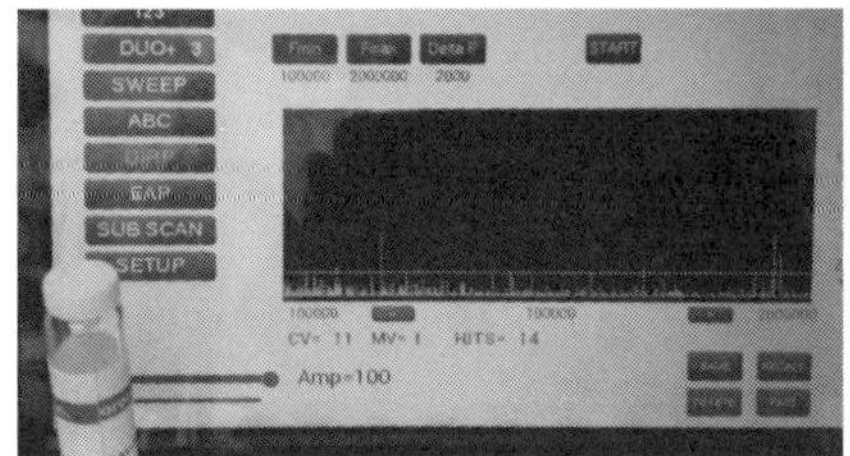

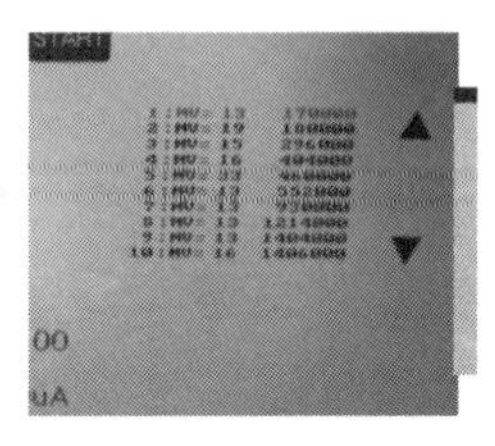

②AstraZeneca社

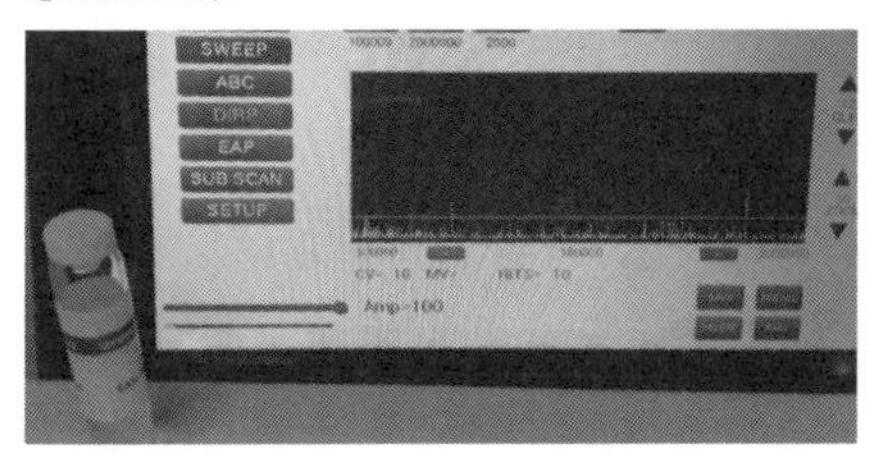

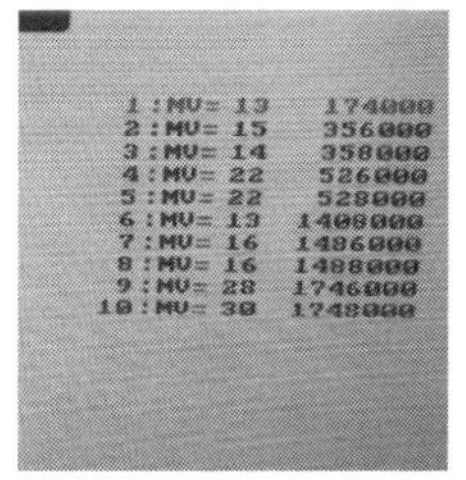

③Moderna社

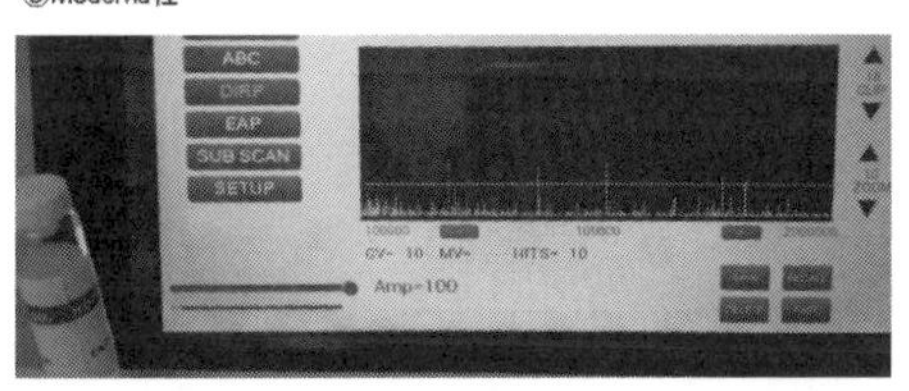

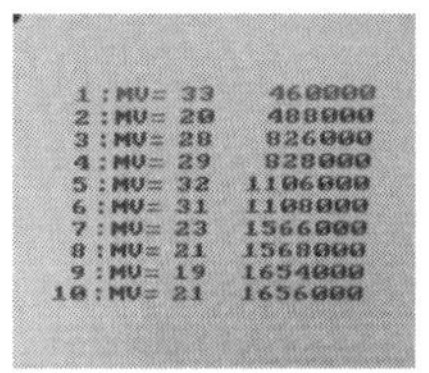

図表41：F-SCAN による共鳴周波数解析（Pfizer, Moderna, AstraZeneca COVID-19 Vaccine material：Staufen-BCV GmbH: 日本代替医療研究協会ご提供）

V1.0x:TBエレクトロニクス社／日本総輸入元：日本代替医療研究協会）は、シンクロメトリック・バイオレゾナンス理論に基づく特許を取得した、身体の電気的な周波数の共鳴現象などを0・01Hzから15MHzまでの幅広い周波数帯を迅速・高感度に数値解析できる機器で、新たに変調された周波数：搬送波（ストーマ波）が発生されるようになりました。

F－SCAN5はこれまでの波動測定機器とは異なり、リアルタイムで再現性のある身体の異常な生体共鳴周波数を高速で数値解析して、心身の異常を補正する機能があります。

このF－SCAN5は、電子鍼測定：EAP（Electro Acupanture）機能を備えており、固有の臓器や摂取した食品や有害な重金属をはじめ、様々な症状を引き起こす物質に対する不均衡な生体共鳴パターンを検出することが可能です。

神楽坂代替医療普及協会代表の添田均氏らは、変異を繰り返すCOVID－19ウイルスの周波数特性や、それに付随して開発されるワクチンの周波数解析による治療を探究しています（図表41）。

その21　フォトンビーム®の可能性

COVID－19誘発性ARDSに対する支持療法として、これまではステロイドやインターロイキン-6阻害剤、高圧酸素療法やＮＩＰＰＶ（非侵襲的酸素療法）、気管内挿管下での人工呼吸療法などが複合的に行われてきました。

また、ＣＯＶＩＤ-19感染症に関連したＡＲＤＳ（CARDS：COVID-19 associated ARDS）に対して、光増感剤の一重項酸素（$^1O_2$）の生成によるヘム構造に対するSARS-CoV-2親和性によって、光活性化のゾーンに限定した高いウイルス破壊力価を増幅する光線力学療法（ＰＤＴ）が、これらの支持療法と併用した結合薬理学的治療として試みられてきました。

Photodynamic therapy for COVID-19/ Nature Photonics volume 14, pages651–652（2020）

リハビリ期のコロナ後遺症（Long COVID-19）に対しては、光バイオモジュレーション（Photobiomodulation：PMD）治療によって、ミトコンドリア機構に媒介された細胞応答が惹起され、細胞内のエネルギー伝達を促進するＡＴＰ産生が亢進し、さらにはＰＭＤ治療ではレーザーによる刺激により、遊離一酸化窒素や活性酸素種の発生が促されて代謝・免疫機能が賦活されることで、サイトカインストームの抑制による抗炎症作用や細胞再生効果、酸素化促進による鎮痛など症状の軽減や治療期間の短縮効果が報告されています。

The Potential Role of Photobiomodulation in Long COVID-19 Patients Rehabilitation/Photobiomodul Photomed Laser Surg 2021 Apr;39(4)

小川陽吉氏が代表を務めるキャンプラ株式会社技術担当取締役の金城徹工学博士は、太陽光発電の伝送媒体を大幅に増大させる回路を発明しました。その基礎実験データを基に「フォトンビーム（Photon Beam）」を構想した小川氏は、光子を発することで電子が集まることを証明し、超伝導付近の特定周波数を発信させることに成功しました（特願2022-071221）。

光子発生装置フォトンビーム®は、生鮮食料品の鮮度や、半導体などの洗浄力向上目的で開発されたものですが、秩序ある大量な電子を光子線で発生させることによりミトコンドリア機能を活性化させることが、植物実験でも実証されています。

フォトンビーム®は、太陽光の8倍の光量（太陽光は12万lxで、フォトンビーム®は100万lx）を発する放射光のないα線が主体です。臨床現場では経絡や反応区などの照射するポイントが大切ですが、前述の光線力学的治療（PDT）のように光感受性物質を投与する際の血管インターベンション操作などが不要で、フォトバイオモジュレーション（PMD）治療のごとく、光が深部組織に到達する際にエネルギー損失の影響を受けない

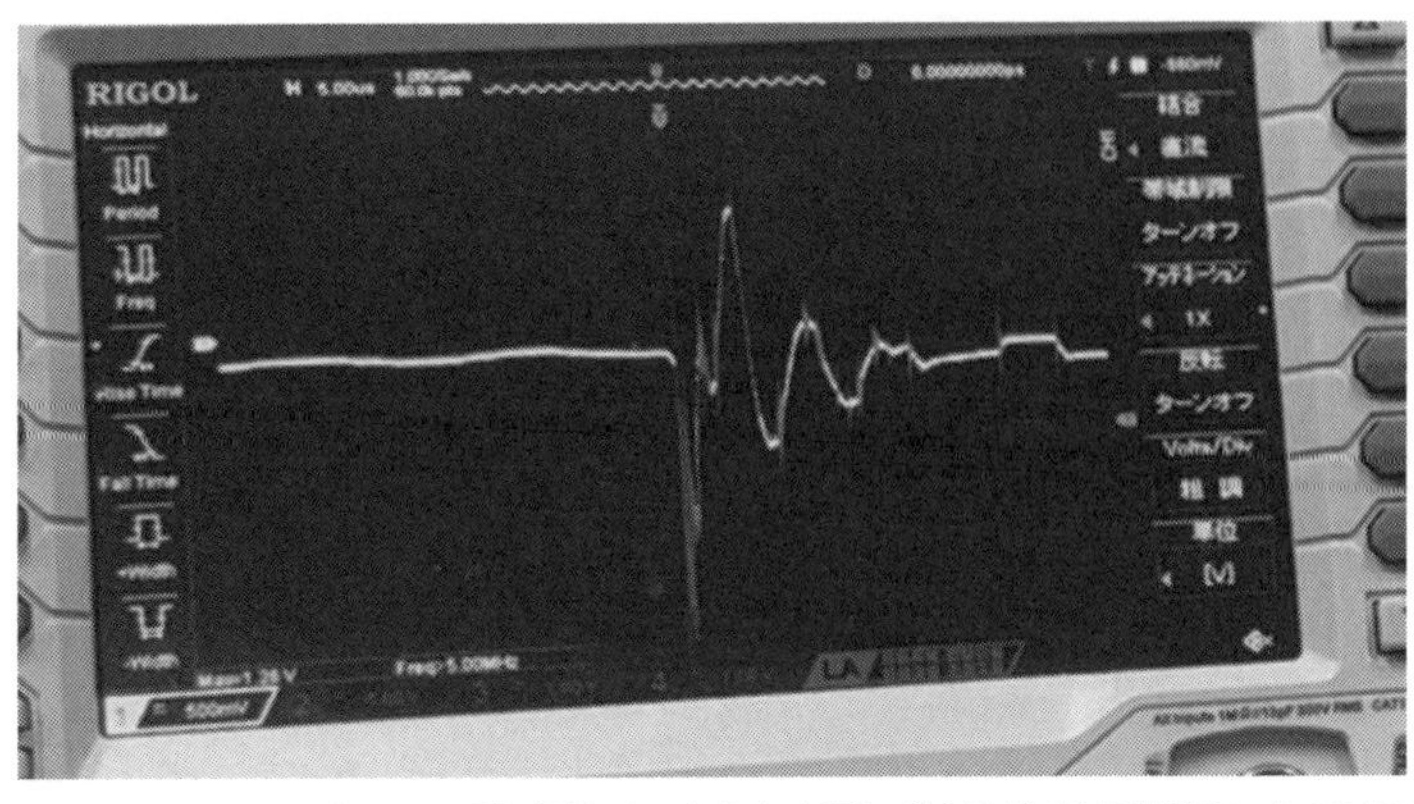

図表42：フォトンビームの電気信号が、空中水中問わず交流減衰波形信号による電圧を生じさせた（東京工業大学内実験室にて）

のがフォトンビーム®の特徴です。

東京工業大学の高橋秀治（ひではる）らの実験より、フォトンビームはガラスやプラスチック容器内のイオン交換水や空気を媒介しても、同様な交流減衰波形の波形が観測された（図表42）ことにより、光子は発生器の作動そのもの（あるいは発光部の放電）に支配された電磁気関連現象であることが推測されています。

また、Ｂスポット照射による「ワクチン後慢性上咽頭炎」や「ワクチン後遺症としての非ＨＩＶ性免疫再構築症候群型」などの難治性結膜炎において、フォトンビーム®の非接触照射による改善効果を認めた報告もあり、様々なコロナ／ワクチン後遺症治療の要である、サイトカインストームによる損傷を受けた免疫力の回復や、ミトコンドリア賦活による細胞再生を期待し、当院でも臨床試験を開始しています。

その22　リハビリテーション

リハビリテーションは、罹患後の慢性期だけでなく、ＣＯＶＩＤ－19感染症罹患直後の急性期や亜急性期に対しても実施されます。

コロナ／ワクチン後遺症外来においても、起立・座位保持や歩行訓練、呼吸訓練、筋力増強訓練や体幹・体軸バランストレーニングなどの肉体面だけでなく、認知行動療法や催眠療法などの心理療法を含めたメンタルケアや神経リハビリが必要になることがあります。

慢性の呼吸不全や心不全に対しては徒手的な呼吸リハビリや投薬、食事・栄養指導に加えて、在宅酸素／水素療法やＡＳＶ／ＮＩＰＰＶなどの在宅人工呼吸管理、また睡眠時のブラキシズムや閉塞性睡眠時無呼吸症候群に対しては、マウスピースによる矯正やＣＰＡＰ療法のほか、耳鼻科・口腔外科的手術が必要になる場合もあります。

筋肉の疲労や倦怠感、呼吸困難感や胸部苦悶などにおいては、呼吸器・循環器疾患における心肺機能低下や運動耐容能低下と関連が少ないことも多く、臨機応変に個々の症状や病態に合った生活活動の調整や環境の調整をしていくことが重要です。

急性期治療が終了し退院したCOVID-19患者に対して行われた呼吸法指導と有酸素運動、下肢筋力増強を組み合わせた運動指導は、運動耐容能および筋力の改善に効果的であることが報告されています（「新型コロナウイルス感染症診療の手引き罹患後症状のマネジメント」第1・1版より）。

また、COVID-19罹患後のサルコペニアに対しては、低強度のプログラムの方が筋力、運動恐怖およびQOL改善に効果があり、運動認知トレーニングによる運動機能、認知機能、不安・鬱症状などの改善や、コロナ後遺症に関連した認知機能障害に対するTMS（経頭蓋磁気刺激）治療による効果が報告されています。

A pilot study on the effect of transcranial magnetic stimulation treatment on cognitive dysfunction associated with long-COVID　Psychiatry Clin Neurosci. 2023 Jan 3

当院では、コロナ／ワクチン後遺症に関連した、脳卒中や冠動脈疾患などの動脈硬化性病変や、パーキンソン症候群や認知症、自己免疫疾患や癌による栄養障害や悪液質(cahexia)、サルコペニアによる筋肉量の減少や筋力低下、骨・関節・軟骨の支障による移動能力が低下し、要介護の状態となり、肢体不自由や意識障害をきたして床上生活を強いられているケースにおいては、在宅を中心としたリハビリを実施しております。

さらに徒手的なリハビリに加え、痙性斜頸や脳卒中後遺症などによる上下肢の痙縮に対するボトックス療法や、膝や腰椎関節損傷や周囲の筋腱損傷に対して血小板由来成長因子濃縮液を凍結乾燥保存したPFC-FD™（Platelet-Derived Factor Concentrate Freeze Dry）などの再生医療を行っております。

その23　神経系ストレッチ

コロナ／ワクチン後遺症などにおける、慢性疼痛の長期化は骨格筋を取り巻く結合組織の異常だけでなく、「神経系由来の異常」から来る可能性も高いといわれています。「筋系」のみに注目した従来型のストレッチやマッサージなどの保存療法では、疼痛緩和や凝りの改善などにおける持続効果に満足されないことが多いといわれています。

日本ストレッチトレーナー学会代表理事の兼子忠司氏は、「ＰＮＦ：Proprioceptive Neuromuscular Facilitation」という米国で開発されたリハビリテーション療法をベースに、スポーツ科学を基にした［SSS Stretch］を考案し、20年来、骨格筋・関節・呼吸筋へアプローチするストレッチを実践されてきました。

さらに兼子氏は、１９４０年代にオーストラリアにおいて理学療法（リハビリテーション）として実践されていた、「神経系」をターゲットにした疼痛や緊張を緩和する「神経系ストレッチ」を考案し、血行促進・日常動作や運動パフォーマンス向上などにも成果を上げています。

その24 気導術によるリハビリ

癌治療においては、投影画像などで肉眼視できる癌病巣だけをターゲットに化学療法や放射線治療などで叩いても、ストレスや認知の歪み、幹細胞の異常から原因を探らないと根本的に治癒に導けないことが知られています。

コロナ／ワクチン後遺症における全身各部位の疼痛などにおいても同様に、骨

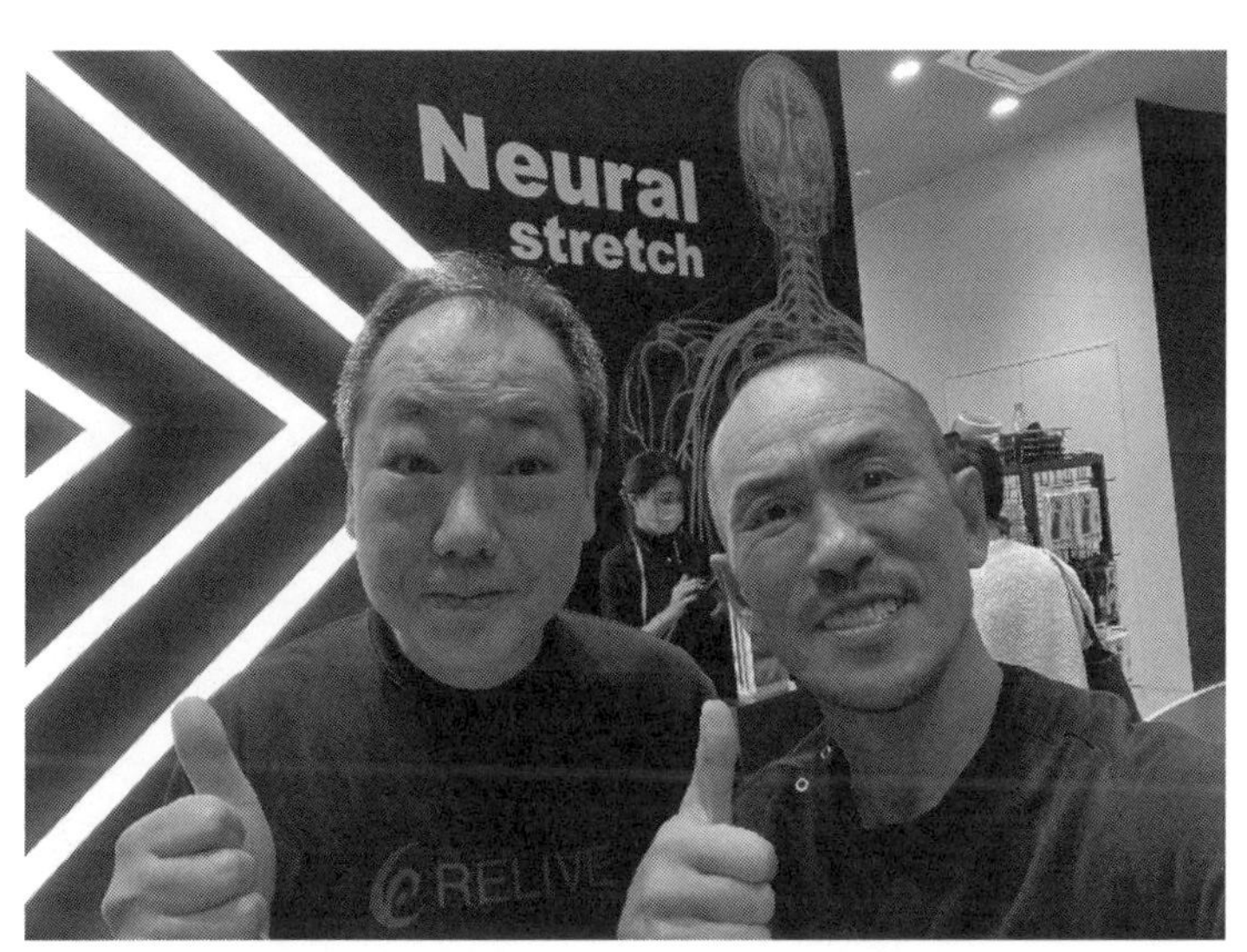

神経系ストレッチの指導を受ける筆者（左）（Kaneko Stretch Physical Clinic にて）

骨粗鬆症･側湾症による腰背部痛の80歳代女性に気導術を施行
施術前
施術15分後
施術4か月後

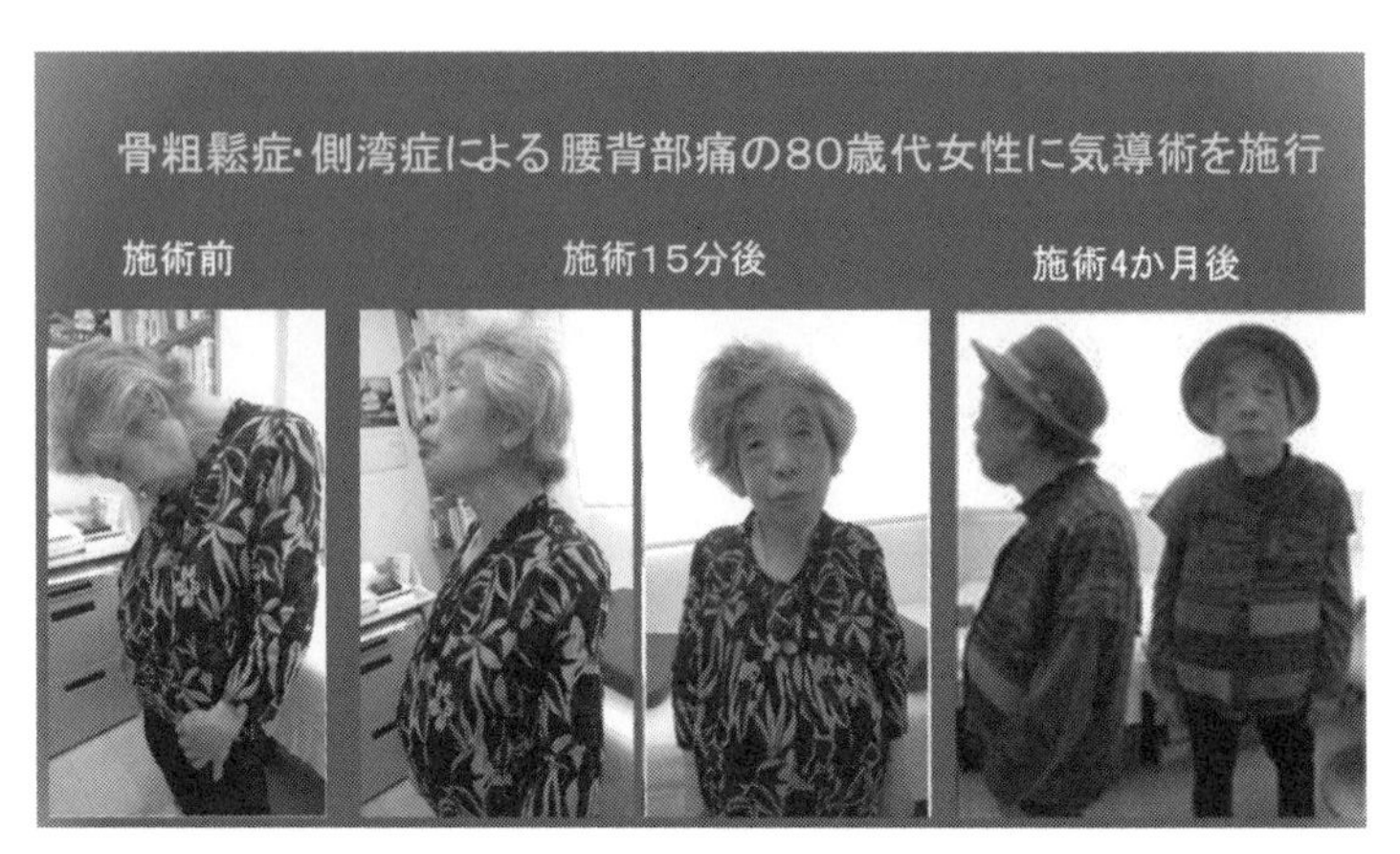

図表43：骨粗鬆症・側彎症に対する気導術施術15分後・４か月後の推移（統合医療センター福田内科クリニック提供）

関節中心の検査や局所的アプローチ、神経ブロック治療など西洋医療の範疇においては、腰部などで直接痛みが生じる部位の局所治療だけでは、根本的な治療に導けることは少ないことを私は経験して来ました。腰痛や膝痛、肩こりや四肢の痺れなどの症状が改善しない場合は、ストレッチやマッサージ、鍼灸（しんきゅう）や整体・カイロプラクティックなどで施術を受けるケースが多いようです。

人は痛みを感じた瞬間に、無意識的にもその部位を「自分で治そう」とする潜在的な自己治癒力が発動します。この自己に内在する自然治癒力、すなわち人が健康になるための仕組みや道筋を認識した上に、「気のパワーやエネルギー」が加わることで、「治そう／治ろうとする力」は加速して増強していきます。

日本気導術学会の鈴木眞之（まさゆき）会長が発見し進化させてきた「気導力」という「治療に特化したエネルギー」は、治療家と患者の潜在意識を開花させて、ラポール（信頼）を形成した両者が治る認識をもち、常時双方向性の治癒回路を築くことで、即効性の自然治癒力を発揮させることが可能といわれています。

同学会では痛みや凝り・可動域制限や動作異常などにおいては、様々なストレスを無言のまま遮断したり、重心や体軸を調整し姿勢・動作を矯正するエネルギーと技術を追求し、身体の各パーツを治す「スペシャリスト」の養成よりも、客観的なロジックと臨機応変な技術と圧倒的なパワーを発揮できる、即治療に重点をおいた「ジェネラリスト」を養成しています。当院においても後遺症による疼痛やストレス緩和、可動域拡大や姿勢・動作の補正（図表43）などのリハビリテーションの一環に気導術を活用し、患者の自己治癒力をサポートしております。

その25　リライブシャツ（ナチュラルドーピングスーツ）の効果

度重なるワクチン接種にて、次第に日常生活動作（ＡＤＬ）が緩慢になったり、歩行や起き上がりなどの自立が困難となり、支援や介護、リハビリが必要となられた方や、介護

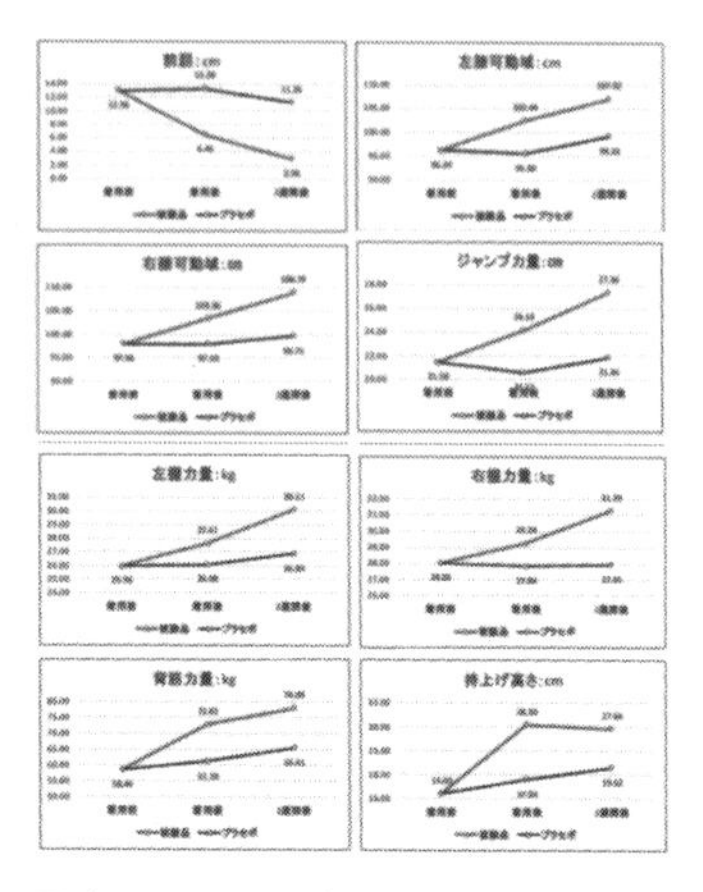

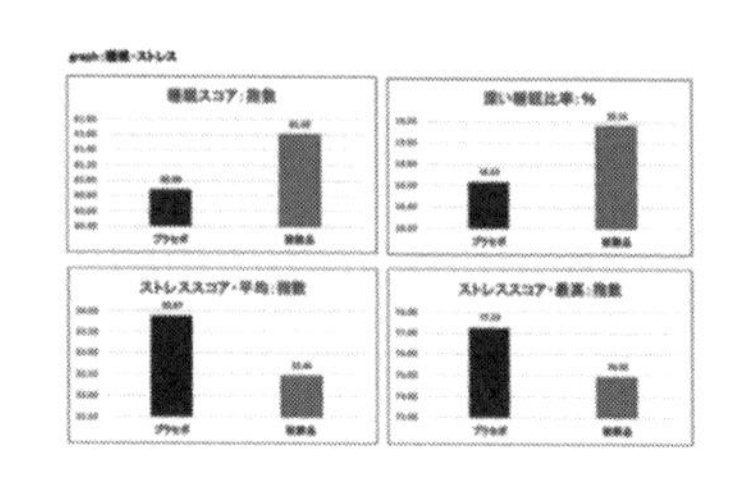

「リライブシャツ・パンツ着用による
体組成への影響検証及び二重盲検試験」より抜粋

試験実施機関：株式会社TFCラボ
資料ご提供：株式会社りらいぶ

図表44：リライブシャツ・パンツ着用前後での体組成への影響検証及び二重盲検試験（株式会社りらいぶ　ご提供）

やリハビリを施されるご家族などにも着ていただいているのが「リライブシャツ」です。

また、五輪強化選手や格闘家、プロスポーツの選手など、トップアスリートにおいてもドーピング検査の不安なく装着でき、最高の競技パフォーマンスを発揮していただいているリライブシャツを、私は「ナチュラルドーピングスーツ」と呼んでいます。

リライブシャツを2週間着用された年齢30歳から59歳の健常な日本人男女14名（男性7名、女性7名）を対象としたクロスオーバー二重盲検試験においては、プラセボ群と比べて血流速度の改善、体表温度上昇、疲労度の軽減、立ち上がりのふらつき減少、首・肩・腰・膝の可動域や筋硬度の柔軟性、握力・背筋力・ジャンプ力の向上や、睡眠スコアの改善、動作や疲労感・冷えなどの主観的指標の改善効果などが認められています（図表44）。当院においては、ワクチン接種後の脳卒中後遺症やパーキンソン病、廃用性障害がリライブシャツを着て以来ＡＤＬが改善し、頑強でスポーツ万能な方においてもリライブシャツ着用直後から血行促進を実感されて熟睡できて、筋硬結や筋肉痛が軽減したり、体軸が安定し体幹が強化され、関節可動域が広がり筋力がアップしたり、心身ともに健やかな日常を過ごせるようになったなどの報告をいただいております。

その26　町医者の役割とは

コロナ／ワクチン後遺症に対して、これまで当院では認知行動療法や催眠療法を含めた心理カウンセリングのほか、様々な先進的統合医療を行って来ました。重篤な難治性症状が遷延するなど、保険診療の範疇での検査や治療が行えない場合は、個々の症例に応じた自費診療を提案させていただくこともあります。

この2年間で実践してきた後遺症医療では、後遺症の治療のみへの特化・専念だけで完結するものではなく、日頃から英気を養い、栄養・代謝の欠乏（deficiency）や毒性（toxicity）、感染（infection）の予防につとめて未病を知り、慢性炎症の火種を抑えていく

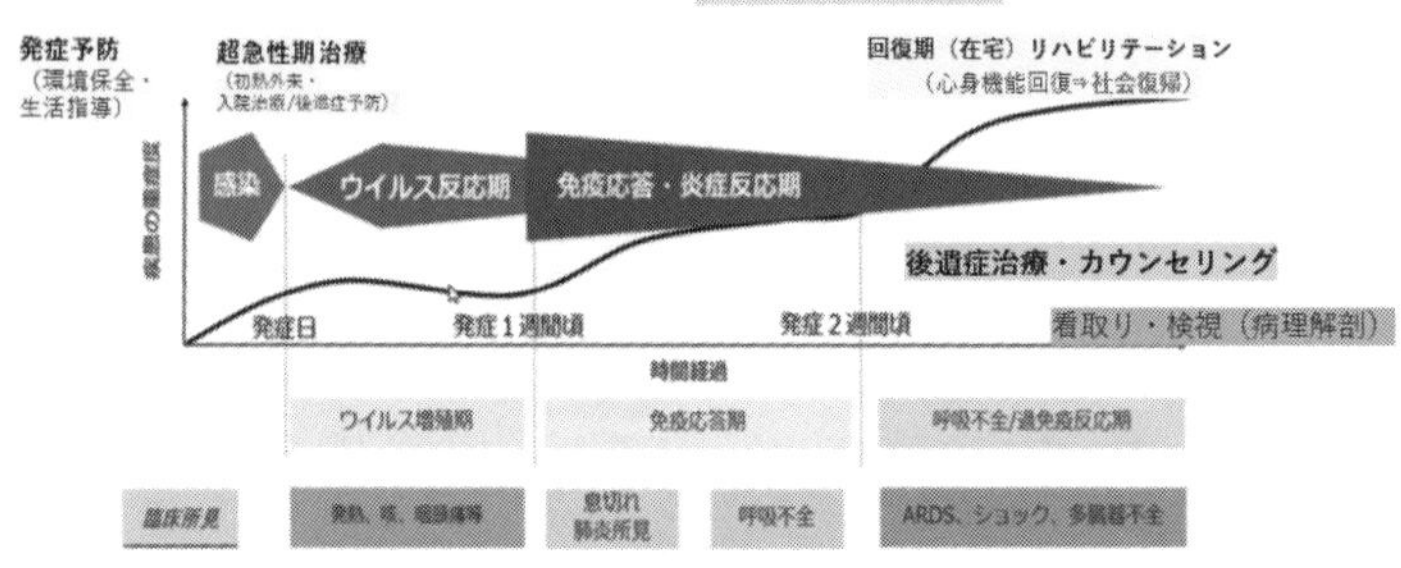

図表45：COVID-19に対する予防・超急性期治療から、ワクチン後遺症医療まで（福田内科クリニック提供）

ことや、超急性期における即治療介入によって、集中治療への移行や後遺症の進行を抑えていくことの重要性が再認識されました。

当院では、退院後などでの回復期リハビリテーション強化によって心身機能の早期回復や社会復帰をはかりながら、様々な個別治療の介入を試みております（図表45）。

最近は、国内外の基礎研究者や自然療法専門医と交流させていただき、各方面からワクチン後遺症に対する研究や治療指針を提供していただく機会が増えてきました。

新型コロナワクチン副反応や後遺症治療ができる医療機関を検索できるサイトとして、コロワク治療ナビ（https://corowakunavi.com）は、「一般社団法人こどもコロナプラットフォーム」

が運営する新型コロナワクチン副反応およびコロナ後遺症に関する治療を行う医療機関の検索サイトで、全国70施設以上の医療機関が登録されています。

一般社団法人日本先進医療臨床研究会（ＪＳＣＳＦ）では、「世界からガンと難病をなくし健康長寿・生涯現役の世界を実現する」ために、国内外の先進的な検査や治療法を研究者や臨床医と共同で開発し、コロナ／ワクチン後遺症においても全国の４６８施設（２０２２年11月30日時点）と提携してさまざまな治療研究の効果を検証しております。

当院では、ジヴァ・ジャパン アーユルヴェーダ（Jiva Japan Ayurveda 文分千恵代表）が提供する「スウァスタプログラム（Swastha Program）」（https://www.jiva-ayurveda.jp/online-consultation-india/）にて、日本アーユルヴェーダ協会上馬場和夫理事長はじめ日本の統合医療医らとパルタップ・チョハン（Partap Chauhan）医師らが提供するアーユルヴェーダ遠隔診療をサポートしております。

コロナ／ワクチン後遺症を患う方々は、一方的にウイルス感染やワクチン接種、シェディングなどのせいにしたり、被害者意識を抱くばかりではなく、特定の症状を自覚しない健康体のうちから、これまでの自分の生き様や、潜在意識の傾向、すでに潜在している病芽は何なのか、COVID-19ウイルスやワクチンのターゲットとなり得る自分の心身面の病弱さは何かを、常に自問自答し未病を察知する意識をもつことが大切です。

コロナ後遺症に関連した従来型のマニュアル治療の問題点は、専門分野に特化して集約するあまり、治癒過程において時空間の全体性（Totality）の把握や、治療連携の統合性が損なわれていることです。

最近では大学病院や基幹総合病院においても、コロナ／ワクチン後遺症外来が行われるようになりましたが、かかりつけ医が総合内科や総合診療科に紹介する時点では、旬である「とれとれコロナ」の時期を過ぎ病状が固定化「ここてこてコロナ」していることが多く、担当した医師においては、病名診断と各専門家科への振り分け↓ガイドライン治療で作業が終了し、送ったあとは自分の非専門分野に関わらないといった傾向がみられています。「コンビニ型」の総合診療より大切なのは、「リサイクル型」の統合医療です。病名診断に至る検査、治療ガイドラインなどに頼りすぎず、患者やクライアント自身のストーリーやプロセス、その人本来の生き方、生きがいを再発見することが大切です。

Body Field（人体場）にはそれぞれの役割と相互作用があります。今、アプローチすべき人体場を多次元的に捉えて、相互のコミュニケーションをとりながら治療をしていくことが大切です。

西洋医学で固体場だけを治療して治らない場合は、漢方・アーユルヴェーダ・ホメオパシー・海水療法などの伝統医学によって液体場を変え、気功や鍼灸・気功・波動治療などで、見えざる気体場（エーテル・アストラル・メンタル・コーザル体）へアプローチして、意識場（顕在意識・顕在意識・超意識）の階層を変えることで、これら三体場における病態を変えることができます。

さらに五階層（体・情・魂・霊・神）の人体場を上昇していくと、自我意識レベルを超えて宇宙の根本原理と我が一如となった「神我意思のエネルギー」が発動されるといわれています（『いのちの仕組み』石原克己著／和器出版）。

また、病の根本原因の奥に潜むトラウマやシャドウ、分離不安に気づくには、他力本願での劇的な治癒や即効性の回復を望まない方がよく、そうすれば成熟自我が育ち、真我である無条件の愛すなわち「無分別智」[※25]に目覚め、カルマ（宿業）を来世に持ち越さないすみやかな魂の回復が発動するといわれています。

サイエンス・データ・エビデンスといった分別智、いわゆる医療呪縛や産業呪縛を乗り越えた主客一体の無分別智の境地に、現代人が生き抜く社会全体が変容するにはまだまだ時間がかかりそうですが、後遺症を被ったとしても、日々の瞑想などで改心（回心）しながら、「コロナショック・ドクトリン」を糧（かて）に、他力本願ではなく、「内発的な実存的変容（Internal Trans-formation）[※26]」に至るべく自己啓発をしていくことが大切です。

※25　『無分別智医療の時代へ』（天外伺朗著／内外出版社）

※26　明治維新や世界大戦など外部からのパラダイムシフトではなく、個人の意識など内部要因からの自律分散型の自己変容が求められること（『実存的変容　人類が目覚め「ティールの時代」が来る』天外伺朗著／内外出版社）

最後に、授かった病に対して手を尽くし、何もできなくなったときでも、手を握りぬくもりを伝え合い「あの人のために生まれてよかった」と、この世に生まれた喜びを感じつつも、あの世に希望を抱き、旅立っていただくことが、町医者としての最大の使命だと私は思っています。

第三部

超国家が仕掛ける認知戦策略で
ワクチン（感染）敗戦国となる
日本の未来を憂う！

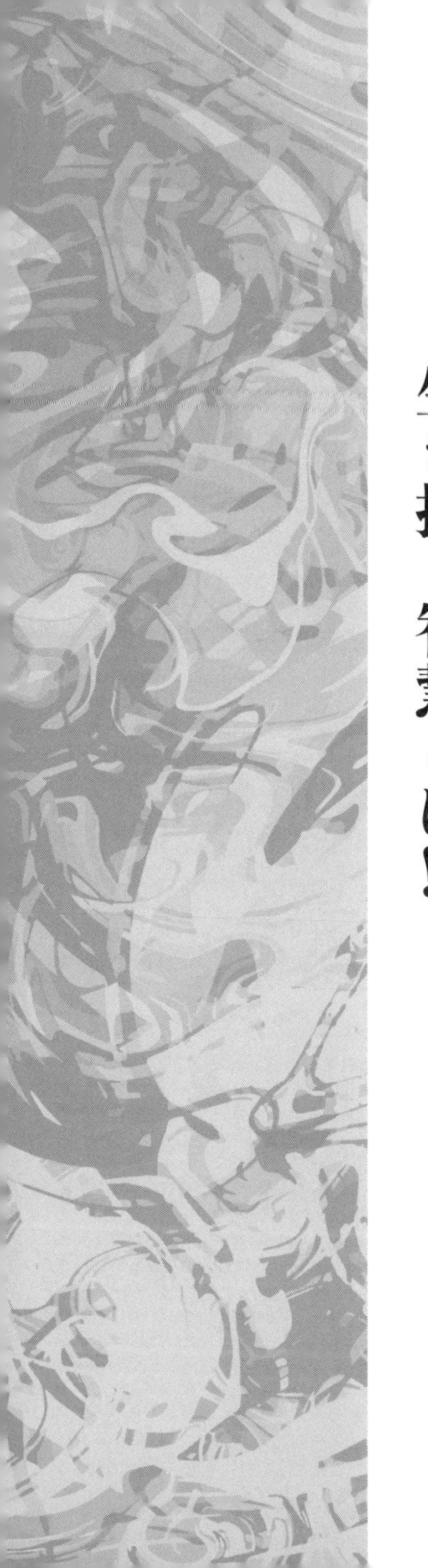

第六章

ワクチン最終実験国の日本人として生き抜く智慧とは!?

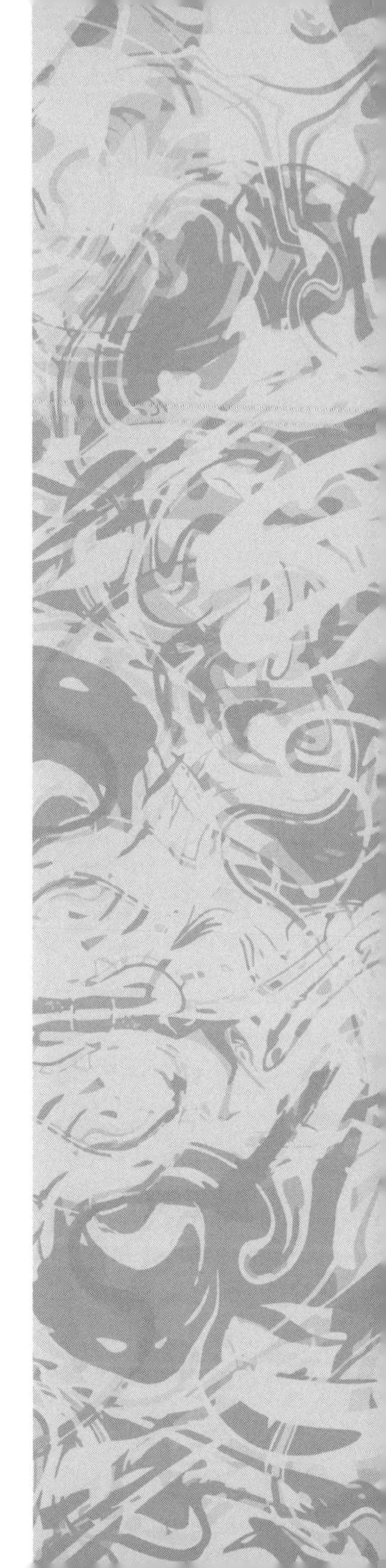

ワクチン後遺症を問題視する医師があまりにも少ない⁉

2年前（2021年）の早春、高齢者を対象としたコロナワクチン接種が始まる際に、当院の子宮頸癌（HPV）ワクチン後遺症の相談が10年来続いていることや、新型コロナワクチン接種後に体調不良を訴える医療関係者が続出したことから、高齢者接種が開始される前に、地元医師会などに対して「数日間の副反応に備えるだけでなく、数か月から数年間にわたる遷延性副反応（後遺症）をフォローアップしていく必要がある」と提言しました。

その時点では、まさか2年後の今になって、厚生労働省の登録認定だけでも国内での死者2000人超と、2万人以上の重篤な副反応が報告される深刻な事態になるとは予測していませんでした。

医療従事者や高齢者において、ワクチン接種後様々な心身の不調を訴えて来院される患者が絶えない状況のなか、やがて見逃されていくであろう遷延性副反応や遅発性副反応の発生を危惧し、日本初の「コロナワクチン後遺症外来」を立ち上げました。

その後、県の健康福祉部や医師会などに「数か月から数年にわたるワクチン副反応の観察と報告をするように」と、再三注意喚起を繰り返すも、「接種医療機関からの遷延性副反応や後遺症の報告はほとんどない」と同じ返答をされるだけで、予防接種法に守られた接種医においても、「ワクチンと症状は無関係」とばかりの対応で、10年前から続くＨＰＶワクチン後遺症への無責任対応が再現されたかのような光景が繰り広げられていきました。

その後当院には、毎日全国からワクチン後遺症（Post-COVID Vaccine Syndrome/COVID Vaccine Injuries）の相談が寄せられ、最重症例であるクロイツフェルト・ヤコブ病（ＣＪＤ）や急性散在性脳脊髄炎（ＡＤＥＭ）による遷延性意識障害や、筋痛性脳脊髄炎／慢性疲労症候群（ＭＥ／ＣＳＦ）による廃用症候群など、２０２３年2月現在で８０0人以上のワクチン後遺症を診てきました。

私が提唱してきた「①ワクチン以外の予防策を講じず、②コロナ感染症に対する超早期対応が遅れ、③入院治療後のリハビリ医療の軽視が、やがてはコロナ後遺症／ワクチン後遺症を濫造する」という事態が、２０２２年7月に島根県から始まった第7波が収束するころには明らかとなったにもかかわらず、東北・北海道から始まった第８（ワクチン）波がピークアウトしつつある現在も、今もこの3つの後遺症対策が見過ごされたまま、コロナ陽性者とコロナ死者のあぶり出し報道と、対症療法中心の発熱外来→放置隔離医療が全国各地で漫然と繰り返されています。

ワクチン副反応相談センターやかかりつけ医・総合病院などでの副反応対応が不十分で、ワクチン接種歴を無視した確定診断の追求と漫然と続く対症療法によって、適切な初期治療が遅れると、コロナ／ワクチン後遺症が密（ひそ）かに進行します。ワクチン接種直後の高齢者死亡でさえ「医療事故死」でなく、平然と「老衰」と看過されてしまうなかで、接種数か月後のワクチン後遺症発症を問題視する医師はほとんどいません。

ワクチン後遺症治療において最も大切なことは、ワクチンの構造やその（副）作用メカニズムを唱えたり、確定診断やレッテル病名で患者を縛ったりすることではなく、目の前の患者が生来どのような性質（性格）で、どんな生活史だったのか、人物像の全体性を見極め、ワクチンの標的となり得る根源的な脆弱性（ぜいじゃくせい）や、接種前からすでに芽生えていた炎症や欠乏状態や慢性中毒などの「潜在病」や生体の歪みを見出すことです。

個別的な栄養管理や生活指導など、日々の予防医療の充足や感染症超早期の即医療介入、集中治療後のメンタル（スピリチュアル）ケアやリハビリなどの在宅医療・介護の充足によって、近い将来にコロナ後遺症は減っていくと思われますが、ワクチン後遺症はまだ世間的に認知されておらず、ないことにして闇に葬ろうと必死に隠蔽（いんぺい）し続ければするほど、根本的な終息に至ることはないでしょう。

今後は接種後関連の癌や心疾患、脳卒中や鬱・認知症などが増加し、戦後最大の超過死亡数や戦後最低の出生数が年々更新され、近いうちに古き良き長寿大国日本が崩壊していく事態となることを懸念しています。

ここに来て、ワクチン接種のリスクを丹念に説明しても、頑として接種を断行していたマスメディア信仰の高齢者においても、4回目・5回目と接種を重ねるごとに、回復困難な副反応を実感したり見聞きするなどで、ようやく接種に慎重になる方々が増えてきました。

最近、有効期限を延長し接種間隔を短縮しても、国が大量購入したうちの推定7000万回分のワクチンが、血税を負担しながら未開封のまま廃棄される可能性が報じられました。ワクチンを大量廃棄するぐらいなら、いきなり国内で人体実験をする前に、その成分を分析したり動物実験を重ねた上で、今度こそワクチン後遺症に有効な正真正銘のワクチンを開発してほしいところです。

ロックフェラー財団のワクチン接種証明による追跡システムと社会統制

ロックフェラー財団が公表した白書は、COVID-19感染によるパンデミックが終息しても、ワクチン接種証明を皮切りとした追跡システムの普及によって、個人の選択の自由を制限する永久的な監視体制強化などの社会統制が延々と続く未来を予感させます。

WHOが新たに提唱している「強制的なワクチンによる人工免疫システム」から、「集団免疫の自然獲得」へと世界各国が再回帰しているなか、既得権益に縛られた最終ワクチン（感染）敗戦国となったわが国だけは、ポストコロナへシフトした世界の趨勢（すうせい）から取り残されています。

もっとも私はワクチン反対論者ではありませんし、全国民にワクチン接種による長期副反応や後遺症の実態を知らせて接種率の低下へと啓蒙することが私の至上目標ではありません。接種も非接種も決して強制・強要されるものではありませんし、国民ひとりひとりがもっと、自分の自由意思で接種を選択できる権利を自覚するべきです。

「ワクチン反対！」と非接種啓蒙をヒステリックに繰り返すのではなく、今後も純然と存在し続ける接種墨守（ぼくしゅ）の国民に対しても、支障をきたし疑問を感じ何回目かで接種を断念した国民に対しても、ひとりひとりの意思を尊重ながら全力でフォローして差し上げる、「矛盾は、矛盾のまま、温かく受け入れる」自然体意識の共有が治療家の本分であり使命であるとの思いで、私は日々診療しております。

人間を繁栄させるな！　さもなければすべてが荒廃する!?

50年前、ピエール・ブールのSF小説を映画化したチャールトン・ヘストン主演の「猿の惑星」（1968年製作）を観て、人間の男女が、猿のコミュニティ内で生け捕りされ檻に入れられてしまう「逆転社会現象」を、現実に起こる未来と錯覚し、不安で何日も眠れなかった幼少期を思い出しました。

理論上2673年以降の地球に帰還予定だったところ、ほかの惑星に到着したと思われたが、海岸に埋もれる自由の女神像を見て、自分は出発から約60年後である2031年の荒廃した未来の地球に戻っていたことに気づいた主人公のテイラー大佐が愕然とするというラストシーンには、子供ながら衝撃を受けました。

このフィクション映画の中で、かつて人間が高度文明を築き絶滅したことを認めたがらないオランウータンのザイアス博士は「人間という獣は悪魔の手先だ。霊長類の中で人間だけが娯楽や欲望のために命を奪い合う…人間を繁栄させるな。さもなければすべてが荒廃する…人間は死をもたらす」という聖書のような経典を、テイラー大佐らに読み聞かせます。最後に捕らわれの身のザイアス博士は「人間には知識と愚かさがあったらしい。感情が脳を操り、自分を犠牲にしてでも戦いを挑む生き物だった。かつての楽園であった禁制区域を人間が砂漠に変えてしまったのだ」と白状します。

映画「猿の惑星」で描かれた未来の２０３１年とは、もう8年後です。接種者が未接種者の行動を規制する社会から、未接種者が接種者を隔離し管理するといった、映画で描かれた人類の「逆転社会現象」が近い将来に起こるのかもしれません。

仮にオミクロンに至るまでのSARS-CoV-2ウイルスが、武漢研究所発の人工ウイルスであり、その人工ウイルスに対して敢えて予防効果を外し、時間差で時限的に無差別殺戮（さつりく）し（Killing Softly）、子孫を途絶えさせる（?）有害無益なワクチンが、かつての原爆投下人体実験のごとく意図的に計画して撒かれ、またもや日本人が犠牲になる宿命を背負わされているとすれば、今後我々国民はいかに対処すべきでしょうか？

バビロニア神話の「ギルガメッシュ叙事詩」や、旧約聖書の「創世記」に登場する「ノアの方舟（はこぶね）」では、「主は地上に増えた人々の堕落を見て、この社会を洪水でほろぼすとノアに告げ、方舟の建設を命じた」とあり、「ノアの方舟」とは、神による保護を約束された容器や捨て子モーセの置かれた籠であり、人類の魂救済の象徴であったともいわれています。

ワクチン回避という「ノアの方舟」の乗船に導くことが、将来の人類繁栄や世界平和につながるのか、回避がミスリードとなり泥舟もろとも沈んでしまうのか、数年先の未来は予測できませんが、治療家には、方舟に乗った人も乗らなかった人も、全力で救っていく使命があります。

今後は個々の特性を尊重し、超国家主義を強制する社会医療システムを鵜呑（うの）みにせず、自然と対話し意思疎通を高め合いながら共生できる環境を見直し、精神や魂の多様性が容認されるプリミティブに開かれた世界へ人類が回帰することを願っています。

ｍＲＮＡワクチンの全貌が解明されていない今日では、ワクチンが人体に与える影響について直接的な因果関係を証明することは不可能に近く、体内に入ったｍＲＮＡワクチンがこの先、個々の人体や社会・自然環境にどのような影響を及ぼすのかは、現時点で予測できません。実験的（？）ワクチンの流布が、世界で史上最悪の公衆衛生被害になるのか否かは、「ワクチン敗戦国」とならんとしている日本の国民ひとりひとりの意識改革にかかっているのかもしれません。

認知戦の標的は民間人、ファーストターゲットは自国民!?

パンデミック（pandemic：感染爆発）の主体は、コントロールされたメディアから来るインフォデミック（infodemic：情報感染　information epidemic を短縮した造語）といわれており、人為的に計画・準備されていた感染は、プランデミック（plandemic：計画感染）と呼ばれています。

戦争は自然災害ではなく、利権の亡者らによる人為的な災害から派生します。バイナリーウェポン（binary weapon）などによるバイオテロ（病原体や毒素で無差別に大量殺傷しようとする行為）より怖いのが、偽情報による攪乱で自爆してしまう認知戦（cognitive warfare）です。近代の戦争においても、サイバー戦や宇宙戦などでの情報戦より、さらに重要なのが意図的に攪乱した計画情報で戦争を仕掛け、直接武力を行使することなく社会や個人を麻痺させる認知戦です。

軍人が攻撃対象であったかつての戦争や、現在のウクライナの戦場とは違い、認知戦の標的は民間人であり、ファーストターゲットは自国民です。

大本営の世論操作で自国民が追い込まれ、計画されていた戦略兵器によって世界で初めて民間人が狙われたのが広島・長崎への原爆投下でした。

世界的ジェノサイド禍の中、自分で決断し行動せよ！

社会的に相反する認知バイアスが衝突すればするほど、意のままにＩＱを下げられた自国民同士が、「反ワク」「ワクチン推進」などと互いに相手を差別し合い、抽象度の低い争いを繰り返すことは、超国家が仕掛ける認知戦の策略に嵌(は)まっていることを意味します。

太平洋戦争末期に操られた大本営や、米露代理戦争の舞台となって「焼土復興」を目論(もくろ)むウクライナ（傀儡(かいらい)）政権と同様に、80年ぶりに世界（ワクチン）戦争の最終舞台となったわが国においても、「2億人に打って死者はゼロ」などと加担したＡ級戦犯らは国民を蔑(ないがし)ろにし、「超国家的Vaccidemic犯罪」による敗戦や賠償責任を永久に認めないでしょう。

第8波が収束し、コロナ感染症が5類に引き下げられても、敗戦後のＧＨＱ占領政策のごとく、日本版ＣＤＣ設置→国内ｍＲＮＡワクチン量産→ワクチン定期接種化→感染症法改正による機動的ワクチン接種推進と、次々に迫り来る認知戦の波状攻撃に備えなければ、日本国民はまたもや終戦後の暗黒期を迎えることになるのかもしれません。

今後仕掛けられていくであろう幾多の認知戦にも気づかぬ多くのSheeple（羊の群れのごとく従順な民衆）は、自分で判断する意思を奪われ、自由に生きる権利を放棄し、世界的ジェノサイド（大量殺戮）に猛進していく危険性があります。

Vaccidemicによる後遺症社会を終わらせるには、まず自分で決断し行動することです。元寇（げんこう）退散のように他力本願のカミカゼ（神風）を期待しても、自身が負け戦を続けている限り永遠に神風は味方しません。しかしながら、呪詛（じゅそ）による国防は核兵器をはるかに凌ぎ、日本人には生まれながらにして、相手をたじろがせ、戦わずして自然に勝ってしまう胆力が備わっていると思います。

恐怖で国民の知性を奪おうとする認知戦を逆手にとり、メディアコントロールされた情報戦に左右されることなく、ワクチン最終実験国日本で後遺症社会をたくましく生き抜き、健康な社会を創生し、世界平和を実現する絶好のチャンスが今なのかもしれません。

それには、認知戦で思考停止した（自称）専門家や知識人などの集団催眠的な偽情報に攪乱されず、「コロナ／ワクチン・クライシス洗脳」から解脱して、正常化バイアスの異常を疑う複眼的視野を養い、人類が安全で安心な生活を送るために、自分だけを信じる「ゼロトラスト」思考で行動できる知性を養うことが大切です。

コロナ感染はやがて消滅しても、自分が変わらなければ、ワクチン後遺症は永遠です。

コロナは感染するたびに弱毒化しますが、ワクチンは接種するたびに強毒化していくのかもしれません。

今変われば、コロナ禍の終焉（しゅうえん）と共に、「ワクチン後遺症社会の終焉」に一歩近づきます。

本当の敵はウイルスでもワクチンでも、社会でもなく、自分自身です。

おわりに

「(コロナ)ワクチン後遺症」を提唱し、日本で最初にワクチン後遺症外来を立ち上げ、診察症例日本一とワクチン接種不可診断書交付世界一(?)を現在も更新し続けている後遺症治療の第一人者として、出版のお話をいただいてから1年が経過しました。

その間に「バイナリー・インフェクション」「VBM：ワクチン・ベースド・メディスン」など、数々のワクチン関連用語を生み出し発信してきました。

ワクチン後遺症という「裏流行語」はやがて独り歩きを始め、映画が製作され国会で論じられ政策ができるまでに至りました。「ワクチン後遺症」の名づけ親である私は、この言葉を見聞きするたびに、新星を発見し名づけた子供のように嬉しい半面、コロナ禍3年間に苦悩した日々が走馬灯のようによみがえり、切ない想いにも駆り立てられます。

これまでに各方面から出版された数々の「ワクチン後遺症」に関する本を読めば読むほど、臨床現場を知らない浮世離れした記述に違和感が募っていました。

「反ワク＝陰謀論者」と同一視されるワクチン反対論者の本は、接種の危険を喧伝し、接種医や国家を一方的に訴えるなど、義憤に打ち震えるさまが同情を誘われるも、どことなく自虐的・自己愛的な悲壮感が漂います。

客観的検証に乏しい独りよがりな観念が強い一方で、「ワクチン信仰論者」の書は、超国家が繰り出す異国の2次情報や査読済みアカデミック論文を盾に、ワクチン効果を過大評価する自称専門家の意見を鵜呑みにした論調が多く、独自の発想やオリジナルの自験データに乏しい傾向がうかがえます。

両者に共通なのは、論理的思考や費用対効果の検証もない、コロナ感染やワクチンの（副）作用機序の論説に終始し、コロナ感染対策やワクチン政策の代案に乏しく、困っている人に手を差し伸べる具体的な行動が伴っていないことです。

科学者の本分は発明や発見を世に役立てることであり、政治家の本分は立法し世直しすることです。そして治療家の本分は、先入観なく自律的な自然治癒をそっとサポートすることです。

古流の武術家らが、人を殺めることに特化した「殺法」と、負傷した人を治癒しよみがえらせる「活法」を表裏一体で修得して来たように、医療や政治も民衆に恐怖や苦痛を与えることなく、嫋やかに病んだ社会を蘇生し、病んだ人をさりげなく癒やし、超自然体に導くことが大切です。

当初は半年前にインタビュー形式の本を出版する予定でしたが、有志の医師などからワクチン後遺症治療の相談が相次いだため、コロナ感染やワクチン後遺症の機序、食養生や漢方・アーユルヴェーダなどの伝統医療やスピ系要素は割愛し、ワクチン後遺症治療の第一人者としてオリジナルの疫学データや後遺症治療の開発経緯と、その臨床応用の指針に関する軌跡をまとめた書となりました。

ここにある予防や治療、カウンセリングやリハビリの多くは、すべて生来頑強で病気知らずの私自身が第一被験者としてコロナ禍以前から実体験を重ねたり、新たに効果を検証してきたものですが、幾多の叡智（えいち）が結実している今も、まだ後遺症戦略の入り口に立ったばかりです。

これらの統合医療の融合によって、私がライフワークとしてきた癌や自閉症、認知症などの精神／神経難病などの治療においても、新たな見地でのガイドラインや治療戦略を確立することで、疾患概念を超えた治療・治癒効果が一段と高まることを期待しています。

1979年に刊行されたイヴァン・イリッチ著『脱病院化社会』（晶文社）の原題を訳すと、『医療の限界、医療における復讐―健康の収奪』です。

イリッチは、医療における限界を知らなければ人間の驕り(ヒュブリス)に対する復讐(ネメシス)が人間を襲うことになると警鐘を鳴らし、「健康は各人が責任をもち、他人に対しては部分的にのみ責任をもち、自分がしたことに対して責任をもつとともに、他人がしたことに対しても責任をもつ」「官僚的な干渉や、科学至上主義の専門家、決定権を譲渡させた医療介入を最低限に抑えた社会こそ、医原的流行病を排した自律的な治癒が芽生えた、健康が広くいきわたるための最善の条件を備えている」と説いています。

太平洋戦争後またしても最終敗戦国民となる宿命を負いつつも、「被爆者手帳」ならぬ「ワクチン被害者手帳」がまかり通るような負の遺恨を後世に残さないためにも、ワクチン死者に鎮魂の祈りをささげつつ、後遺症患者を全身全霊で救済すると共に、今後は研究者や治療家、政治指導者や宗教家らの叡智を結集させ、精神的にも超国家支配から独立するためのモラルや危機管理意識を高めながら、令和時代の日本を復興できたらと思います。

本書出版のきっかけをいただいたヒカルランドの石井健資社長や、出版に際し1年前から取材や編集にご協力いただいた仲宗根悠作さんや株式会社キャップス様はじめ、後遺症治療の執筆にあたり国内外の様々な専門分野の研究者や治療家から最新の論文、独自の未公開データや開発中の資材をご提供いただき、また掲載について快い承諾とご推敲をいただいた関係者に深く感謝を申し上げます。

最後に、コロナ禍において幾多の患者を励まし、地域診療を地道に辛抱強く支えてくださったクリニックのスタッフと家族に感謝し、「いのちの仕組み」を説きながらも拙書の出版を待たず虚空に旅立たれた石原克己先生はじめ、令和のコロナ時代に生き抜いた戦友を弔い、彼らが切り拓いた勇敢なる遺志を後世に受け継いでいきたいと思います。

令和5年2月19日　　麗らかな昼下がりの診察室にて

統合医療センター福田内科クリニック　副院長　福田克彦

『寄稿　その1』

後遺症治療研究会主宰　蒲田よしのクリニック院長　吉野真人

新型コロナワクチン接種後の体調不良（以下「ワクチン副反応・後遺症」）が多数発生しておりますが、総じて十分な医療的サポートを受けられていないのが現状です。地域の病院やクリニックを受診したとしても、診察自体を拒否されるケースが少なくありません。

また、仮に診察を受けられたとして、様々な検査を受けたものの「何の異常もなく、治療法もない」と告げられ、他の医療機関でも同様の扱いを受けたという方も、多く見受けられます。結果的に医師の間でタライ回し状態となり、いわば「難民化」しているのです。

ワクチン副反応・後遺症に対する本格的な治療を行っているクリニックは大変少なく、厳しい実情です。その上、クリニック間ではシステマティックな情報共有や患者紹介、症例検討などの活動がほとんど行われていないのも現状です。

そのため、ワクチン副反応・後遺症に苦しむ人々は、一般の病院で治療を断られ続けた挙句、ようやく数少ない診療対応のクリニックにたどり着き、順番待ちの長い列に並ぶことになるのです。何故、もっと身近なクリニックで治療を受けられないのでしょうか。

そのような厳しい現状を打破すべく、筆者らは2つのことに取り組み始めました。その1つとして、ワクチン副反応・後遺症の診療に従事するクリニックをネット上で簡単に探すことのできる検索サイト「コロワク治療ナビ」を開発し、2022年3月から運用を開始しました。

この「コロワク治療ナビ」では、クリニックの所在地域や診療科、希望する治療内容などのキーワードを入力することで該当するクリニック一覧が表示され、ホームページなどの詳細な情報が閲覧可能です。2023年4月3日時点で全国の70ほどの施設が登録されています。

2つ目の取り組みとして、ワクチン副反応・後遺症の病態や治療法に関する医師間の学術的な情報共有を行う「後遺症治療研究会」が発足しました。２０２２年3月から診療を実施している、あるいは関心のある医師１００名以上が集まり、定期的なＺｏｏｍ討論の場を設けています。

「後遺症治療研究会」の継続とレベルアップにより、ワクチン副反応・後遺症における病態の解明や治療法の確立を図り、また、前述の「コロワク治療ナビ」を広く普及させていくことで、全国の津々浦々でワクチン副反応・後遺症の治療を受けられる体制づくりを目指しております。

『寄稿　その2』

米国アーユルヴェーダの現場より　―新型コロナと新型コロナワクチン―

Absolute Balance Ayurveda　マンソン美子

世界的な新型コロナウイルスの感染拡大により、当初から医療体制の状況は厳しくなっていました。2019年12月、新型コロナウイルスに感染した最初の症例が中国の武漢から報告され、従来のアロパシー治療からいくつかの製剤が出現し、代替医療界からも様々な治療プランが出ました。筆者は人々の免疫力を高める効果的な方法や感染者の治療計画を世界中のアーユルヴェーダ（1）関係者と会議を重ね、プロトコルを共有実践し感染予防と感染者の早期回復、長引く後遺症を改善させることに従事してきました。その間、重症者、死亡者を確認することはありませんでした。

米国では当初、効果的なワクチンや治療法はなく、様々な治療家が一斉に治療法についてインターネット上で情報を拡散しましたが、西洋医学外の領域の治療家リーダーたちに圧力が掛かりサイトがダウンする事態が起こりました。その後「COVID-19」という表記を「flu」インフルエンザや「cold」風邪に置き換え情報発信するという異様な事態となりました。

冒頭に記述したように、筆者はパンデミック宣言発出後より未知のウイルスに効果的なものとして発表されていた治療に不安はありましたが、実施後の経過は良く安堵しました。

筆者が従事するアーユルヴェーダは完結された伝承医学システムで、新しいものを開発するのではなく、既に経典にある教えにより病気の根元を癒やします。病名を追わず、症状、性質、特徴などを精査し、この「新しいウイルス」にも対応ができることを現代に確認できたことへの安堵感は筆者のみならず現代の世界中のアーユルヴェーダ従事者も同様だと思います。そして西洋医学との統合医療としても取り入れられ成果が上がっています。

一方その頃、メディアから流れる情報では厳しい話が絶えず、人々は不安と恐怖、突然の生活の変化とソーシャルディスタンスの徹底などに振り回され、考えの相違による分断も起こりました。そこで米国の人々が待ち望んでいたのは西洋医学が開発する治療薬とワクチンでした。

２０２０年12月1日、待望のワクチン接種が開始されてから事態が変わりました。接種後体調を崩す方、過去の病気や怪我の再発、自己免疫疾患、うつ病などを訴えて来院される方が増加しました。新型コロナの治療より複雑で、脈診で「Tejas burns Ojas」の共通するサインが現れました。

ワクチンの仕組みが従来のものとは異なるテクノロジーメディスンであると知ったとき、治験が充分でない緊急承認で接種者の健康への影響を丁寧に精査せず万人に使用し問題はないのかと単純な疑問が過(よぎ)りました。筆者のアーユルヴェーダ観点では、外部からのmRNAは自身の細胞の知性に触れ、変化させる領域に関与すると考えました(テクノロジーメディスンの進化に多くの方が恩恵を受けられる計画された治療とは別との考えです)。

アーユルヴェーダで説く病気の原因は〝本来の自己を忘れたとき病が発症する〟です。それは日常の良心に逆らった行動から細胞レベルに至るまでの話です。このテクノロジーメディスンのデザインは時間の経過とともに身体深層部の何処までも浸透すると考えられ、その異物により免疫システムは知性を失い敵も味方も分別できなくなり、味方(自分)さえも攻撃することになる。これはテジャス(2)が過剰になりオージャス(3)を燃焼させることで起こる現象で、結果、活力が燃え尽き心臓の動きに影響を与え、いずれプラーナ(4)という心身の大切なコミュニケーションツールが妨害され、至る所で不具合が現れ最悪の場合は死に至ると想定しました。

アーユルヴェーダの考えでは体質(プラクルティ)(5)や一時的な不均衡(ヴィクルティ)(5)により、このようなタイプの薬剤への反応、感受性は異なると考えました。

身体を流れる3種類のエネルギーであるドーシャ（6）のうち、ヴァータは接種直後のショック、気絶、脳神経系過剰反応、ピッタは少し経過後から発熱、皮膚の赤み、下痢、胃酸過多、炎症、カパは数ヶ月後ないし何年後と時間をかけて不調が現れる、もしくは感じることなく過ごせることが予測できました。

この説明はほんの一例に過ぎませんがドーシャがコンビネーションの場合には症状も複合化されます。一時的に不均衡を起こしている場合は本来の健康な状態ではないため、未病であっても接種後問題が起こるとは予測できました。現在症状がなくとも5年10年20年後、または次世代に副反応が出ることも推測できます。過度なトラウマを経験するとプラクルティが変化する場合があり、結果その記憶がリサイクルされると説かれています。

筆者の予測が外れてくれるよう祈りながら接種が始まりましたが、想定通りのことが起こり悲しみに暮れました。急に体調を崩した方を心配させないよう筆者の見解は胸に収め、その方々が快方へ向かう手伝いをすることに専念し、来る日も来る日も戦った、今振り返ればそんな印象です。

２０２１年5月頃が2回目接種の方の後遺症発生のピークで、その頃はこの先一体どうなってしまうのかと悲しみもピークで、帰宅途中、車に乗れば音楽もかけず涙が溢（あふ）れたこともありました。同胞と話す時間すらなく、このような話を対面以外でできない――そんな見えない孤独と圧力にも苦しみました。そのような時期もありましたが徐々に患者たちも落ち着き、悲しみも消えた頃、我が故郷日本が心配になり、福田克彦先生に連絡を取りこれまでの経緯をシェアしました。

福田先生は以前よりアーユルヴェーダにもオープンで筆者の話に耳を傾けてくださり、この世界的な危機を乗り越える同胞としてこの度アーユルヴェーダ視点を紹介できる機会を下さいました。感謝に堪えません。

事が起こる前に推察するヒントとして役立てて頂き、そして母なる地球が既に準備してくれている病気対応への智慧や薬草などにも興味を持って頂くことのきっかけとなりましたら本望です。

そして苦しいときには〝本来の自己を忘れたとき病が発症する〟を思い出して〝本来の自己を取り戻したとき病が消滅する〟と心に置き換え「今」を過ごしてみてください。

最後に、日本でも多数の副反応、後遺症が報告されているそうですが、当事者の皆様の早期回復をお祈りし、原因究明、再発防止、安全性の判断、人々の救済、新型コロナワクチン接種の一時停止、見直しなどが直ちに実施されることを願い、締めとさせて頂きます。

平穏な日常が私たちに平等に与えられますように。

２０２２年11月14日

マンソン美子　Yoshiko Monson CAS, PKS

（１）アーユルヴェーダ：インド発祥の伝承医学です。５０００年以上の歴史を持つこの由緒ある癒やしの伝統は、体の生来の知性と修復メカニズムを目覚めさせます。実用的なレベルでは、毎日の簡単な儀式、個別の食事計画、強力なハーブを通じてバランスを見つけるのに役立ちます。

（２）テジャス：内なる輝き、オーラ、目の輝き、明晰さ、大胆不敵さ、勇気、知性、細胞レベルでの理解と責任を持ちます。それは、体内のピッタまたは火の要素の微妙でポジティブなエッセンスまたは対応物であり、私たちが摂取するすべての消化と代謝に関与しています。テジャスは、細胞の代謝を調節するホルモンやアミノ酸と同等です。

（３）オージャス：生命、輝く健康、強力な免疫力、活力、長寿、そして個人の全体的な幸福に関与する微妙なエッセンスです。適切な食物の消化と効率的な代謝から抽出されるこの微妙なエッセンスは、血液、血漿、リンパ液、筋肉、脂肪、骨、骨髄、精液などの身体組織に栄養を与え、心臓の鼓動を正常に保ちます。

（4）プラーナ：重要な生命力または生命の息であり、ヴァータまたは空気要素の微妙なエッセンスです。それは個人の生命を保つ責任があります。活力とエネルギー、組織、細胞、遺伝子、思考の伝達機能、および呼吸、循環、消化、排泄などのプロセスに関与しています。

（5）プラクルティとヴィクルティ：プラクルティは私たちの本質的な性質であり、ヴィクルティは私たちがその性質と調和して生きていないときに生じる不均衡です。治療の対象となるのはヴィクルティで、その不均衡が取り除かれたときプラクルティが現れ心身ともに健康になります。

（6）ドーシャ：身体を流れるエネルギーですべての人の構成を定義するヴァータ、ピッタ、カパという3つのエネルギーです。ドーシャを通じてすべての生物に見られる5つの生命の構成要素（空、風、火、水、土）が現れ私たちの様々な体質が生まれると説かれています。３つのドーシャがどのように、またどのような割合で現れるかによって、私たちはそれぞれ個性を持ちます。

マンソン美子　　Founder of Absolute Balance, LLC

CAS（Clinical Ayurveda Specialist）
PKS（Pancha Karma Specialist）
Professional Member of NAMA（National Ayurveda Medicine Association）
AABC（American Association Biocharacteristics Clinicians）
Facility of Classical Yoga Nidra Trainer at California College of Ayurveda
E-RYT500　yoshiko@absolute-balance.com　Absolutebalanceayurveda.com
13805 Ann Pl Austin, TX 78728 512.763.6537

福田克彦　Katsuhiko Fukuda

平成３年　鳥取大学医学部卒業後、鳥取大学大学院医学研究科博士課程修了
平成18年　統合医療センター福田内科クリニック副院長に就任
山陰地方を拠点に郷土の伝統医学を継承し、先進的な統合医療を実践
コロナ禍初期から異常な社会現象を指摘し、コロナ／ワクチン後遺症を濫造する感染症予防／超急性期～リハビリ期医療の問題点を改革
「(コロナ) ワクチン後遺症」の提唱者。ワクチン後遺症外来を日本で初めて開設し、世界初の接種不可診断書交付にて国内外で活躍する日本人をサポート

Vaccidemicを生き抜く智慧
ワクチン後遺症社会の到来
有志医師なら、患者をこう救いなさい！

第一刷　2023年5月31日

著者　福田克彦

発行人　石井健資
発行所　株式会社ヒカルランド
〒162-0821 東京都新宿区津久戸町3-11 TH1ビル6F
電話 03-6265-0852　ファックス 03-6265-0853
http://www.hikaruland.co.jp　info@hikaruland.co.jp
振替　00180-8-496587

本文・カバー・製本　中央精版印刷株式会社
DTP　株式会社キャップス
編集担当　ソーネル／TakeCO

ISBN978-4-86742-185-7

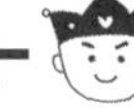

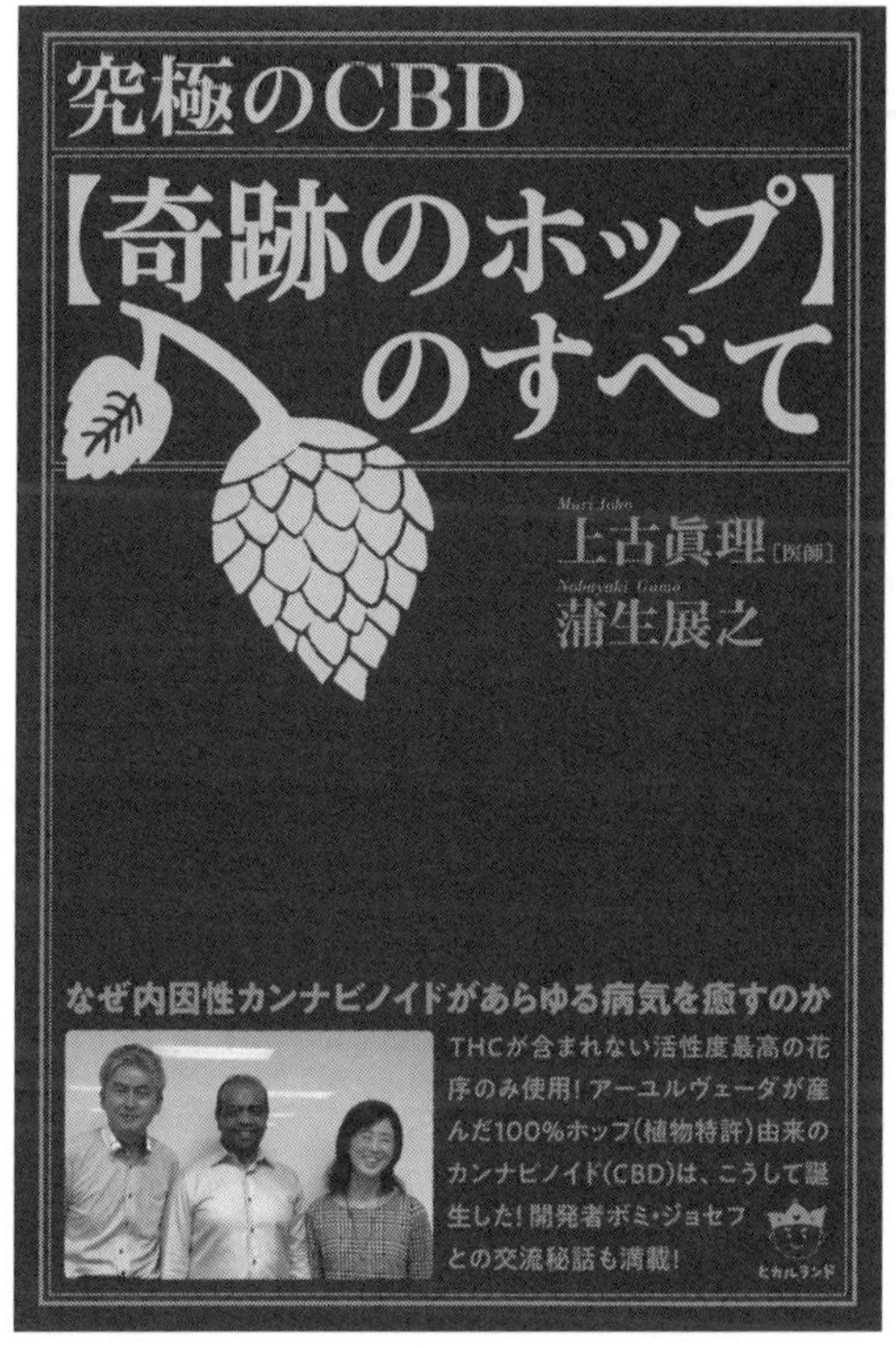

究極のCBD【奇跡のホップ】のすべて
内因性カンナビノイド・システムが整うと、ほとんどの病気が癒やされる
著者：上古眞理／蒲生展之
四六ソフト　本体 1,800円+税

ヒカルランド　好評既刊！

地上の星☆ヒカルランド　銀河より届く愛と叡智の宅配便

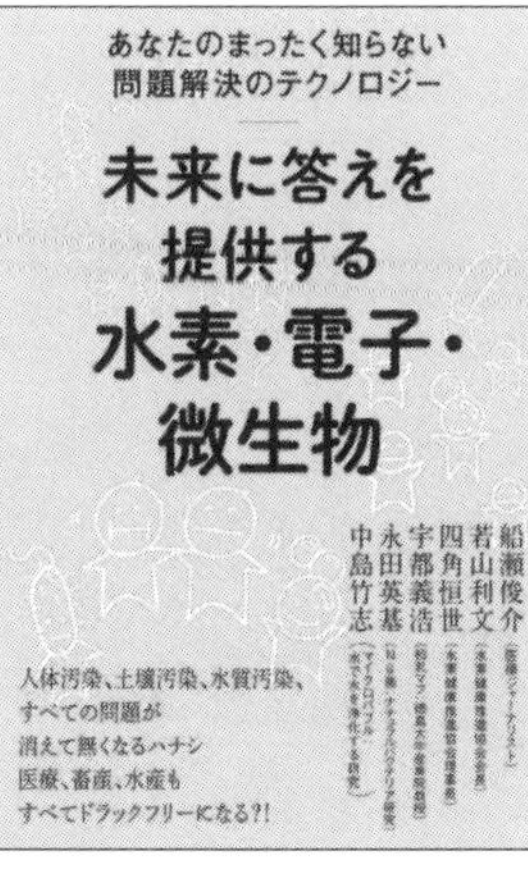

未来に答えを提供する 水素・電子・微生物
著者：船瀬俊介／若山利文／四角恒世／宇都義浩／永田英基／中島竹志
四六ソフト　本体 1,851円+税

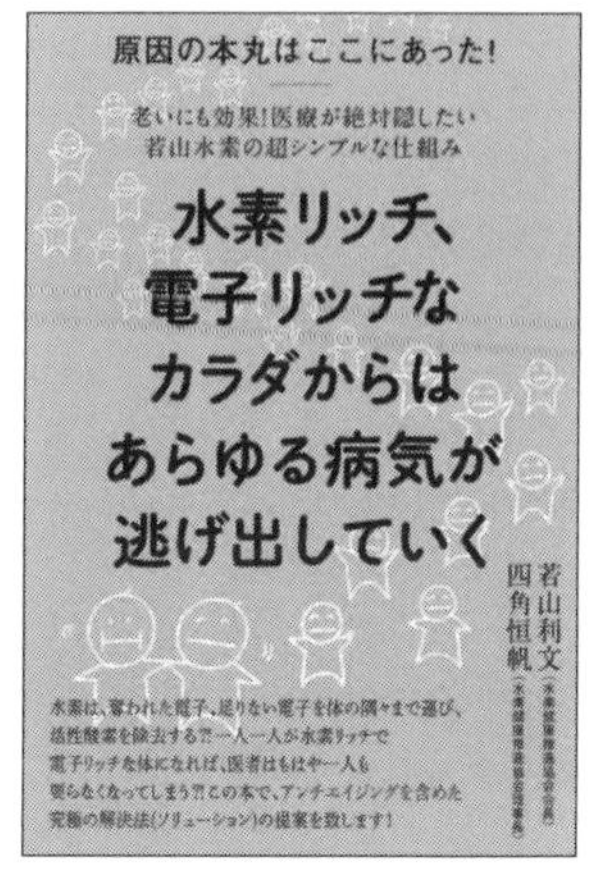

原因の本丸はここにあった！
水素リッチ、電子リッチなカラダからはあらゆる病気が逃げ出していく
著者：若山利文／四角恒世
四六ソフト　本体 1,815円+税

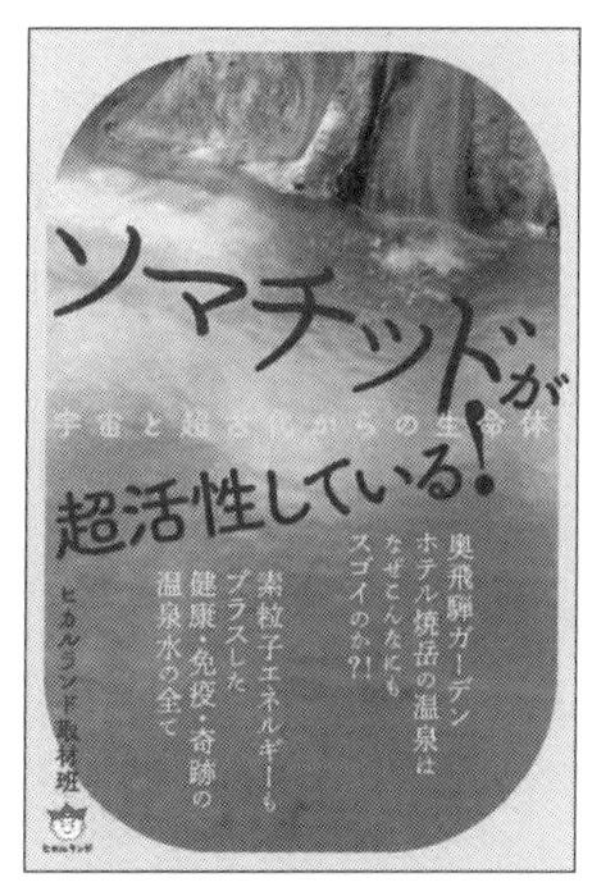

宇宙と超古代からの生命体
ソマチッドが超活性している！
著者：ヒカルランド取材班
四六ソフト　本体 1,800円+税

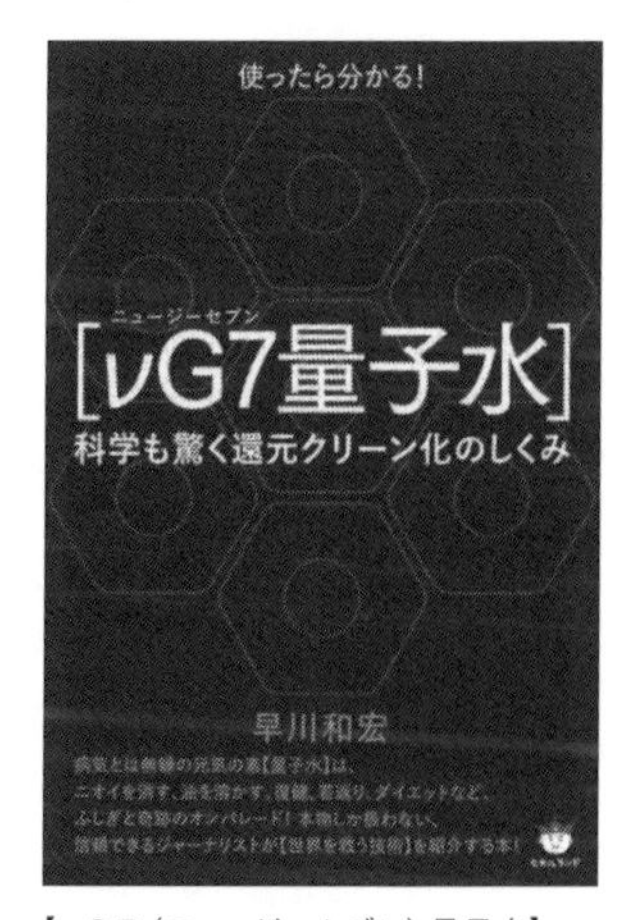

【νG7（ニュージーセブン）量子水】
科学も驚く還元クリーン化のしくみ
著者：早川和宏
四六ソフト　本体 2,200円+税